AF383621

RECHERCHES EXPÉRIMENTALES

SUR

LA CHLOROFORMISATION

PAR UN MÉLANGE TITRÉ D'AIR ET DE CHLOROFORME

PAR

Paul BAUDELOCQUE,

Docteur en médecine de la Faculté de Paris,
Ancien externe des hôpitaux de Paris.

PARIS

A. PARENT, IMPRIMEUR DE LA FACULTÉ DE MÉDECINE

RUE MONSIEUR-LE-PRINCE, 29-31

1875

RECHERCHES EXPÉRIMENTALES

SUR

LA CHLOROFORMISATION

PAR UN MÉLANGE TITRÉ D'AIR ET DE CHLOROFORME

PAR

Paul BAUDELOCQUE,

Docteur en médecine de la Faculté de Paris,
Ancien externe des hôpitaux de Paris.

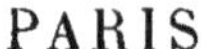

PARIS

A. PARENT, IMPRIMEUR DE LA FACULTÉ DE MÉDECINE

RUE MONSIEUR-LE-PRINCE, 29-31

1875

A LA MÉMOIRE DE MON PÈRE.

———

A LA MÉMOIRE

DE MON ONCLE A. C. BAUDELOCQUE,

Professeur agrégé à la Faculté de médecine,
Médecin de l'hôpital des Enfants.

A MA MÈRE

A MON FRÈRE.

A MES ONCLES BAUDELOCQUE ET BURAT.

A MA FAMILLE

A MES AMIS

Baudelocque.

A M. LE Dr ROSAPELLY.

Amitié sincère.

A M. A. VULPIAN,

Professeur de pathologie comparée et expérimentale à la Faculté,
Membre de l'Académie de médecine.

A M. PAUL BERT,

Professeur de physiologie à la Faculté des sciences,
Membre de l'Assemblée nationale.

A M. G. HAYEM,

Professeur agrégé à la Faculté de médecine.
Médecin des hôpitaux.

Vous m'avez toujours soutenu et encouragé pendant
mes études médicales; je suis heureux de vous en
témoigner publiquement ma reconnaissance.

A M. LE Dr MESNET,

Médecin de l'hôpital Saint-Antoine.

A M. LE Dr MOTET.

SUR LA CHLOROFORMISATION

PAR UN

MÉLANGE TITRÉ D'AIR ET DE CHLOROFORME.

AVANT-PROPOS.

L'idée du dosage des vapeurs de chloroforme, administrées dans le but de supprimer la douleur pendant les opérations, est généralement abandonnée aujourd'hui par les chirurgiens. L'insuffisance ou la complication des appareils, la difficulté de leur emploi et les dangers qui en résultent les ont fait condamner par la plupart des auteurs qui ont écrit sur l'anesthésie chirurgicale. La connaissance exacte de l'action du chloroforme et de la succession des phénomènes physiologiques qu'elle produit permet, dans les opérations, d'accorder plus de confiance à une sorte de *dosage clinique* (1) basé sur l'observation des malades.

(1) Maurice Perrin et Ludger Lallemand, Traité d'Anesthésie chirurgicale.

Cependant le chloroforme et les autres anesthésiques ne constituent pas une exception à cette loi : que la plupart des médicaments deviennent des poisons quand ils sont administrés à des doses trop considérables ; les trop nombreux accidents produits par l'anesthésie sont là pour le démontrer. C'est cette considération, sans doute, qui avait engagé M. Gréhant à reprendre l'idée du dosage du chloroforme en physiologie. Au moyen d'un appareil d'une grande simplicité, il avait cherché à déterminer la proportion exacte de chloroforme qu'on doit employer pour rendre insensibles les chiens destinés aux expériences physiologiques.

M. le Dr Jolyet avait fait quelques expériences pour contrôler les résultats annoncés par M. Gréhant, expériences auxquelles nous avons assisté : c'est ce qui nous a engagé à poursuivre ces recherches et à en faire le sujet de notre thèse.

Voici quel sera le plan de notre travail :

Nous rappellerons d'abord quelques-unes des propriétés physiques et chimiques du chloroforme, propriétés utiles à connaître au point de vue du dosage en poids et en volume.

Nous passerons ensuite en revue les différents modes d'administration du chloroforme, les phénomènes de l'anesthésie, la nature intime de son action et enfin le mécanisme de la mort dans l'intoxication par les agents anesthésiques.

Abordant alors nos expériences personnelles, nous rechercherons quelle est la composition du mélange d'air et de chloroforme nécessaire pour produire l'anesthésie chez le chien, si le titre de ce mélange doit varier avec le poids de l'animal ou si, au contraire, il constitue une quantité constante.

Enfin, dans un dernier chapitre, nous comparerons les doses employées dans l'anesthésie chloroformique simple avec celles qu'il faut employer pour produire l'anesthésie mixte, après administration préalable de la morphine.

Toutes nos expériences ont été faites dans le laboratoire de la Faculté des sciences, dirigé par M. le professeur Paul Bert : c'est un devoir pour nous de le remercier de la bienveillance avec laquelle il nous y a toujours accueilli.

Nous remercions également nos excellents camarades MM. les Drs Jolyet, Rosapelly et Ducrocq du concours actif qu'ils nous ont prêté.

PROPRIÉTÉS PHYSIQUES ET CHIMIQUES DU CHLOROFORME.

Le chloroforme a été découvert en 1831, à peu près en même temps par Soubeiran, en France, et par Liebig, en Allemagne ; sa formule exacte a été établie par M. Dumas, qui lui donna son nom à cause de l'analogie de composition qu'il lui trouva avec l'acide formique. En 1847, peu de temps après que Flourens eut constaté ses propriétés anesthésiques, Simpson, d'Édimbourg, l'appliqua à l'anesthésie chirurgicale.

Le chloroforme est composé de 2 équivalents de carbone, 1 équivalent d'hydrogène et 3 équivalents de chlore, C^2HCl^3.

C'est un liquide très-mobile, incolore ; il est doué d'une odeur assez agréable, rappelant celle de la pomme de reinette ; il posséde une saveur sucrée ; il est à peu près une fois et demie aussi lourd que l'eau ; sa densité à 18° est égale à 1,48. Malgré cette densité élevée, la goutte de chloroforme, qui est très-petite, ne pèse que 25 milligrammes. Il bout à 60°,8, sous la pression de 0^m760. La vapeur de chloroforme est plus de 4 fois plus pesante que l'aïr atmosphérique, sa densité est 4,2 à 15°; il en résulte qu'un litre de vapeur de chloroforme pèse environ 5 gr. 124 milligrammes.

Le chloroforme se dissout en toutes proportions dans l'alcool et l'éther sulfurique ; il est peu soluble dans l'eau qui, à la température de 15°, en prend environ 1 pour cent de son poids. Le chloroforme est un liquide incombustible, c'est un avantage qu'il présente sur l'éther, lorsqu'il s'agit de l'employer comme agent anesthésique. En dirigeant sur une mèche imprégnée de chloroforme le gaz enflammé d'un bec de Bunsen, M. Regnaud(1) est parvenu à voir la flamme du chloroforme pur, qui est rougeâtre, *non bordée de vert*, comme on l'a avancé.

Le chloroforme dissout l'iode, le soufre, le phosphore, les corps gras, le caoutchouc.

Le procédé classique de la préparation du chloroforme a été donné par Soubeiran : nous ne le décrirons pas, nous dirons seulement qu'il consiste dans la distillation d'un mélange de chlorure de chaux (hypochlorite impur) et d'alcool.

La pureté du chloroforme est une condition importante dans son emploi comme anesthésique ; récemment

____

(1) J. Regnauld. Article Chloroforme, in Dictionnaire encyclopédique des sciences médicales.

encore, on a signalé en Allemagne cinq cas succesifs de mort apparente attribués, par l'auteur qui les rapporte, à la présence d'un excès de chlore que l'analyse chimique permit de constater. Ces cas dans lesquels l'auteur, le professeur König de Rostock, eut le bonheur de rappeler ses malades à la vie par la respiration artificielle ne se reproduisirent plus avec le même chloroforme rectifié.

Le chloroforme destiné à l'anesthésie doit avoir les caractères de densité, de point d'ébullition que nous avons donnés plus haut; il ne doit pas être acide, ce qu'on reconnaît à ce qu'il ne rougit pas le bleu de tournesol; il ne doit pas non plus le décolorer, ce qui indiquerait la présence du chlore. Agité avec de l'eau, il doit rester transparent. Au contact de la flamme d'une allumette, le chloroforme ne s'enflamme que s'il contient de l'éther ou de l'alcool; agité avec une solution de nitrate d'argent, il ne donne naissance à aucun précipité ou trouble; enfin, mélangé avec son volume d'acide sulfurique de densité 1,84 et agité, il nage à la surface et ne se colore pas. On doit n'employer que du chloroforme dont la pureté indiquée par ces caractères ait été constatée par un chimiste. Il ne faut pas non plus oublier que le chloroforme pur subit, après un certain temps, et surtout sous l'influence de la lumière solaire, une altération profonde; il exhale une odeur acide, les vapeurs dégagées rongent les bouchons de liége. M. Personne, en soumettant à l'analyse les vapeurs acides qui résultent de cette décomposition, a reconnu qu'elles sont constituées par du gaz chloroxycarbonique. Pour détruire ce gaz, ce chimiste propose de mettre le chloroforme en contact avec une solution de soude caustique avant de le rectifier. Il a pu ainsi préserver de toute altération du chloroforme exposé pendant plus d'une année à la radiation lumineuse.

La proportion de vapeurs de chloroforme qui peuvent être mélangées à l'air augmente très-rapidement avec la température, la pression atmosphérique restant invariable ; cette proportion est en rapport avec la force élastique de la vapeur de chloroforme aux différentes températures. Nous empruntons à Snow (ouv. cité), le tableau suivant qui donne la composition centésimale d'un mélange d'air et de chloroforme à l'état de saturation :

Température en degrés Fahrenheit		Air.		Vap. de chloroforme.
40°	(4 centigrades, 44) . . .	94	—	6
45°	(7,22)	93	—	7
50°	(10)	92	—	8
55°	(12,77)	90	—	10
60°	(15,55)	88	—	12
65°	(18,33)	85	—	15
70°	(21,11)	81	—	19
75°	(23,88)	78	—	22
80°	(26,66)	74	—	26
85°	(29,44)	70	—	30
90°	(32,22)	65	—	35
100°	(37,77)	56,7	—	43,3

Snow fait remarquer que les effets du chloroforme, lorsqu'il est inhalé, dépendant entièrement de la quantité de vapeurs que le malade respire, la connaissance des effets de la température sur sa volatilité est d'une grande importance pratique. Il est vrai, ajoute-t-il, que l'air n'est jamais complètement saturé de vapeurs pendant l'inhalation, mais si, par exemple, il est à demi saturé et que la température de la compresse et de l'appartement soit de 50° F. (10° centigrades), l'air respiré

contiendra 4 pour 100 de vapeurs, tandis que si la température est de 70° F. (21, 11), il en contiendra 9 et
demi pour 100. Mais à cause de la grande quantité de
chaleur employée à produire l'évaporation du chloroforme, la température de l'air et de la vapeur s'abaisse
dans une assez grande proportion, ce qui diminue le
titre du mélange d'air et de vapeur.

DES DIFFÉRENTS MODES D'ADMINISTRATION DU CHLOROFORME,
ET EN PARTICULIER DE L'ADMINISTRATION DANS UN ESPACE
CLOS.

MM. Ludger Lallemand et Maurice Perrin, dans leur
excellent traité d'anesthésie chirurgicale (1), partagent
les appareils imaginés pour l'administration du chloroforme par inhalation pulmonaire en trois classes : les
appareils à air libre, les *appareils à courant d'air régulier*,
et les *appareils à air confiné*.

1° *Les appareils à air libre*. — Ils se composent d'un
tampon de charpie, d'une petite éponge placée au fond
d'une compresse roulée en cornet et plus simplement
d'une compresse pliée en plusieurs doubles sur laquelle
on verse directement le liquide volatil. Ce sont les plus
usités dans la pratique chirurgicale; leur grand avantage, c'est de pouvoir être fabriqués extemporanément
et de permettre de faire inhaler des vapeurs plus ou
moins concentrées suivant qu'on approche ou qu'on éloi-
gne l'appareil de la face.

Il est important de se rendre compte de la composition

(1) Traité d'Anesthésie chirurgicale, Paris, 1863.

des mélanges fournis par ces appareils. Tous les chirurgiens, en effet, bien qu'ils aient renoncé à doser exactement le chloroforme, s'accordent à recommander de ne pas fournir à l'absorption pulmonaire un air chargé d'une quantité de vapeurs trop considérable. Dans leurs expériences physiologiques, MM. Lallemand, Perrin et Duroy (1) ont montré que les animaux pouvaient rester pendant assez longtemps sans danger pour leur vie dans une atmosphère renfermant 4 0/0 en volume de vapeurs de chloroforme, tandis qu'une proportion supérieure devenait toxique. Analysant un mélange d'air et de vapeurs fournies par une éponge imbibée de chloroforme, mélange entretenu artificiellement avec un soufflet dont le jeu simulait autant que possible les mouvements respiratoires, MM. Perrin et Lallemand ont trouvé que ce courant d'air se chargeait de 5 à 6 0/0 de vapeurs anesthésiques suivant que la quantité de chloroforme était plus ou moins grande. D'après Lister qui s'est servi de la balance pour apprécier la quantité de chloroforme qui s'évapore de la surface intérieure de la compresse imprégnée de chloroforme, la proportion de vapeurs ne dépasserait jamais 4 1/2 pour cent. Ces appareils ne fournissent pas une proportion de vapeurs uniforme, car cette proportion dépend de diverses circonstances physiques, température, activité du courant d'air qui produit l'évaporation, etc.

2° *Appareils à courant d'air régulier*. — Ces appareils portent le nom d'inhalateurs mécaniques ; on en a inventé un grand nombre dans le but de fournir une pro-

(1) Du rôle de l'alcool et des anesthésiques dans l'organisme; Paris, 1860, page 354.

portion determinée de vapeurs mélangée à l'air. Ils se réduisent en somme à un récipient dans lequel on verse le chloroforme, récipient présentant deux ouvertures, l'une qui donne accès à l'air extérieur, l'autre qui se continue avec un tube terminé par un embout et destiné à conduire dans les voies aériennes l'air chargé de vapeurs anesthésiques. Un système compliqué de soupapes et de robinets permet à l'air expiré d'être rejeté au dehors et de faire inspirer tantôt de l'air venant du dehors, tantôt de l'air chloroformé venant exclusivement de l'appareil, tantôt enfin un mélange variable des deux.

Ce genre d'appareils, auquel pendant longtemps on a accordé une grande confiance, surtout en Angleterre, est délaissé aujourd'hui. Outre l'embarras d'un appareil, on n'arrivait pas plus qu'avec la simple compresse à obtenir un mélange dont le titre fût invariable. Ce titre était modifié, en effet, par la quantité de liquide livré à l'évaporation, et dont il est impossible de se rendre maître, suivant l'énergie de la puissance respiratoire. Analysant le mélange fourni par l'anesthésimètre Duroy qui est un des mieux construits, MM. Perrin et Lallemand ont vu qu'il fournissait une quantité de vapeur variant de 5 à 7 0/0.

3° *Appareils à air confiné.* — Dans cette classe d'appareils, appelés encore inhalateurs sacciformes, rentre le sac de M. Jules Roux, de Toulon, employé pour l'administration de l'éther. Il consiste en un sac ou une vessie dont on adapte l'ouverture aux orifices des voies respiratoires après y avoir versé le liquide anesthésique. MM. Lallemand et Perrin les proscrivent pour l'administration du chloroforme à cause du titre élevé du mé-

lange aéro-chloroformé qu'ils fournissent. Dans un mélange formé dans des conditions analogues à celles de
ces appareils, ces auteurs ont constaté la présence de
9 à 11 0/0 de vapeurs et on sait qu'un animal respirant
une pareille proportion est foudroyé en quelques minutes.

On voit que dans ces trois classes d'appareils, il est
impossible d'obtenir une atmosphère tenant en dissolution une proportion invariable de vapeurs de chloroforme; en outre, le mélange d'air et de vapeurs anesthésiques, quelque peu élevé que soit son titre, est inces-
samment mis en rapport avec la surface pulmonaire;
il en résulte que de nouvelles quantités de vapeurs peuvent s'introduire dans l'organisme et en s'ajoutant à
celles déjà absorbés, produire des effets toxiques.

Le mode d'administration adopté par M. Gréhant
dans les expériences physiologiques, et qui consiste à
faire respirer le mélange d'air et de vapeurs dans un
espace clos de toutes parts, nous paraît être le seul qui
permette de faire inhaler un mélange d'un titre déterminé. M. Gréhant en a fait ressortir les avantages dans
la communication qu'il fit à ce sujet à la Société de
Biologie (1) et que nous allons rapporter :

« M. Gréhant expose un nouveau mode d'administration du chloroforme dans les expériences physiologiques. Il consiste à faire respirer l'animal dans un
ballon de caoutchouc contenant un mélange d'air et de
vapeurs de chloroforme. La quantité de chloroforme
doit être proportionnée au poids de l'animal : pour un
chien de 10 kilogrammes, M. Gréhant introduit dans

(1) Comptes-rendus de la Société de Biologie, 1874, page 269.

un ballon contenant 100 litres d'air, 20 grammes de chloroforme. L'animal présente tout d'abord quelque peu d'excitation, puis, après cinq à dix minutes l'anesthésie est complète. On peut le maintenir ainsi pendant plusieurs heures en continuant à faire respirer l'animal dans le même ballon.

« Si, pour un chien de même poids, on n'introduit que 10 grammes de chloroforme dans le ballon, l'anesthésie ne se produit pas, on n'obtient que la période d'excitation. Si, au contraire, on introduit des doses plus considérables, l'animal peut succomber.

« Il existe donc pour un animal donné une proportion qu'il faut atteindre, mais qu'il ne faut pas dépasser. Cette proportion étant employée, la quantité de chloroforme qui passe dans le sang se trouve être à la dose convenable pour produire l'anesthésie, et si cette anesthésie se maintient, c'est qu'il s'établit un équilibre entre la quantité de chloforme contenue dans le sang et celle contenue dans le ballon, l'animal absorbant autant de chloroforme qu'il en exhale. »

Dans ce mode d'administration du chloroforme, le mélange aéro-chloroformé contient une proportion de vapeurs qui ne peut que diminuer par suite de l'absorption, puisque les inhalations ont lieu dans un espace clos de toutes parts. L'absorption du chloroforme ne peut dépasser une certaine limite puisqu'à un moment donné le sang ne peut plus absorber une nouvelle proportion de chloroforme : ce moment arrive lorsque le sang est relativement aussi saturé de vapeurs que le milieu extérieur.

Outre l'avantage de rendre l'intoxication pour ainsi dire impossible, une fois la dose nécessaire déterminée, l'administration du chloroforme, dans un espace clos, permettrait de continuer l'anesthésie pendant un temps aussi long que l'atmosphère de l'espace reste assez pure pour que la respiration puisse s'effectuer sans asphyxie. On conçoit de plus que s'il était possible de diminuer dans une très-grande mesure l'atmosphère respirée, en absorbant par exemple l'acide carbonique au fur et à mesure de sa production et en le remplaçant par de l'oxygène, on arriverait à produire l'anesthésie au moyen d'une quantité de chloroforme très-peu supérieure à celle qui doit être introduite dans l'organisme.

Un médecin anglais, Snow, qui a publié un livre très-estimé sur les anesthésiques (1), avait déjà étudié l'administration du chloroforme dans un espace clos. Il cherchait à déterminer la proportion de vapeurs au-dessus dè laquelle l'atmosphère respirée devint toxique ; seulement comme il introduisait directement ses animaux dans des vases contenant le mélange anesthésique, ses expériences n'ont porté que sur de petits animaux. Le procédé suivi par M. Gréhant, où l'animal n'est en contact avec le mélange aéro-chloroformé que par les orifices des voies respiratoires, présente l'avantage de permettre l'expérimentation sur des animaux de forte taille. Il serait évidemment le seul applicable à l'homme dans l'anesthésie chirurgicale.

ACTION PHYSIOLOGIQUE DU CHLOROFORME.

Phénomènes de l'anesthésie. — La propriété la plus importante du chloroforme, celle de produire l'anesthésie

(1) Snow. On anæsthetics; London, 1858.

découle d'une action directe sur les centres nerveux ;
ce fait qui a été démontré par les recherches physiologiques et surtout par les travaux de Flourens et de Longet, a permis de classer les phénomènes observés en
trois périodes, qui représentent encore aujourd'hui la
formule la plus nette de l'action générale du chloroforme et des agents anesthésiques du même ordre sur
l'économie animale. Les premiers phénomènes provo-
qués par ces agents sont une excitation, un trouble intellectuel et un dérangement dans l'équilibre des mouvements ; ils dérivent de l'action de l'anesthésique sur
le cerveau et le cervelet ; c'est la première période ou
période d'excitation. A la suite de cette période survient
l'abolition de la sensibilité et de la motricité, ce qui constitue la *période d'insensibilité*. Cette seconde période est
interprétée différemment par les physiologistes ; pour
Flourens elle résulte de l'action de l'anesthésique sur
la moelle épinière et pour Longet de l'action sur la protubérance annulaire considérée comme centre des per-
ceptions sensorielles et de la motricité. C'est cette dernière opinion qui semble la mieux établie. Enfin l'abolition des actions réflexes de la vie de relation et la
disparition progressive de celles de la vie organique constituent la troisième période, *période de collapsus* qui
dépend de la perte des fonctions de la moelle épinière
et aboutit à l'arrêt de la respiration et de la circulation,
aussitôt que l'action de l'anesthésique a porté sur la
moelle allongée.

Telle est en résumé l'action du chloroforme sur les
centres nerveux ; mais l'administration des anesthésiques produit encore d'autres phénomènes qui ne paraissent pas être sous la dépendance directe du système

nerveux et qui paraissent résulter plutôt d'une action sur la nutrition intime des tissus. Parmi ces phénomènes on peut citer les variations de l'acide carbonique exhalé par la respiration et l'abaissement progressif de la température. Les recherches de Blandin et Ville, celles de M. Bouisson ont montré qu'au début de l'anesthésie, l'acide carbonique existe en plus grande quantité qu'à l'état normal dans les produits de l'expiration, tandis que pendant la période d'insensibilité la proportion d'acide carbonique excrété descend au-dessous du chiffre habituel. D'un autre côté Demarquay et Duméril ont constaté l'abaissement de la température pendant l'anesthésie, abaissement qui d'après M. Bœckel (Dictionnaire de médecine et de chirurgie pratiques, art. Chloroforme), atteindrait son maximum quelque temps après qu'on a cessé l'administration de l'agent anesthésique.

Avant de passer en revue les phénomènes qui se succèdent pendant l'anesthésie, il nous faut dire quelques mots de l'action irritante que le chloroforme exerce localement, alors qu'il n'est pas encore introduit dans le sang en proportion assez grande pour agir sur les centres nerveux. Cette action mérite pour quelques auteurs de constituer une véritable période de l'anesthésie à laquelle ils donnent le nom de période *d'action locale* (Gubler et Lacassagne). M. Maurice Perrin fait remarquer qu'il ne faut pas confondre l'agitation qui se manifeste au début de la chloroformisation avec la période d'excitation qui ne vient que plus tard.

D'autre part, pour M. Bert, cette action locale se continuerait dans la période suivante, à laquelle elle prend une très-grande part.

Quoi qu'il en soit de ces opinions, il survient tout à fait au début de l'anesthésie, moins pourtant avec le chloroforme qu'avec l'éther, des phénomènes d'irritation des muqueuses qui se traduisent par un afflux de salive, une expectoration de mucosités bronchiques, de l'hyperémie et de l'hypersécrétion de la conjonctive oculaire, et en même temps un certain degré de suffocation accompagné de mouvements volontaires par lesquels le malade cherche à se soustraire à l'action de l'agent anesthésique.

A ce moment la respiration et la circulation sont déjà troublées ; la respiration est brève et saccadée, le pouls présente une fréquence d'autant plus considérable que l'émotion du malade est plus vive. C'est lorsque ce premier orage commence à s'apaiser, la respiration introduisant toujours de nouvelles quantités de chloroforme, que débute l'action sur le système nerveux dont nous allons maintenant étudier les trois périodes.

Première période, période d'excitation. — Lorsque les vapeurs de chloroforme ont été administrées pendant un temps suffisant qui, le plus souvent, n'excède pas quelques minutes, on voit succéder à l'agitation initiale des phénomènes qui indiquent le commencement de l'action sur le système nerveux central. Nous savons déjà que cette action s'exerce d'abord sur le cerveau et sur le cervelet, c'est-à-dire qu'elle se manifeste par des troubles de l'intelligence et des mouvements volontaires. Du côté du cerveau les premiers phénomènes qu'on observe ont la plus grande analogie avec ceux de l'ivresse alcoolique ; après une excitation assez courte mais qui peut être prolongée par les préoccupations de l'individu soumis

aux inhalations du chloroforme, l'intelligence s'égare ;
il survient de l'incohérence dans ses idées ; celles-ci s'ex-
priment par des mots sans suite ou par des phrases
inachevées, mais ordinairement prononcées avec une
volubilité toute particulière ; enfin apparaissent des rêves qui marquent habituellement la fin de la période
d'excitation et disparaissent au début de la période suivante pendant laquelle toutes les fonctions cérébrales
semblent suspendues.

Les troubles sensoriels que l'homme accuse au début
de cette période consistent en une constriction spéciale
aux tempes, en des bruits comparables au bouillonne-
ment de l'eau, au roulement d'un train de chemin de
fer, etc. ; plus tard la sensibilité cutanée commence à
s'émousser, d'abord dans les points où elle est habi-
·tuellement la plus obtuse et enfin dans ceux où elle
est normalement la plus développée. L'ouïe persiste assez
longtemps ; les malades entendent encore les mots qu'on
prononce à côté d'eux, car souvent ils les répètent sans
les comprendre et alors qu'ils ne peuvent plus répondre,
en raison des troubles de leur intelligence, aux questions
qu'on leur adresse.

Du côté de la motilité, les phénomènes qu'on observe
sont des raideurs et des contractions musculaires et surtout un défaut de concordance dans les divers mouvements. Les mouvements qui portent au début sur un
grand nombre de muscles sont plus tard limités à des
muscles isolés ou à des groupes de muscles ; ils paraissent être produits par l'exagération des actions réflexes.
Quelquefois il se produit de petites secousses convulsives qui traversent tout le corps ; dans d'autres cas apparaissent des contractions tétaniques contre lesquelles

on doit se mettre en garde, car elles seraient pour certains auteurs le présage d'accidents graves et en tout cas annoncent, d'après les recherches de M. Brown-Séquard, un certain degré d'asphyxie. Parmi les mouvements limités qu'on peut observer le plus facilement, il faut signaler une sorte de clignotement des paupières, et aussi à la fin de la période une convulsion presque constante des muscles de l'œil qui portent le globe en haut et en dedans et cachent la cornée sous la paupière supérieure.

Tous ces phénomènes d'excitation semblent être en rapport avec le degré d'activité fonctionnelle des centres nerveux encéphaliques. En général, chez les individus dont l'intelligence est cultivée, la surexcitation des fonctions cérébrales peut se prolonger fort longtemps et ils offrent à l'anesthésie, d'après M. Guyon (1), une résistance plus grande que les autres. Chez les animaux dont l'intelligence est peu développée, par exemple le lapin, la période d'excitation n'existe pas quand on se met à l'abri de l'action locale exercée sur les muqueuses des premières voies en administrant le chloroforme par la trachée.

C'est la constatation de ce fait qui a fait dire à M. Bert (2) que les propriétés des centres nerveux sont progressivement déprimées sans nulle surexcitation préalable. M. Bert a démontré de plus que la période d'excitation n'existe pas pour le centre nerveux rachidien : il a vu qu'en sectionnant chez un mammifère nouveau-né la moelle à l'origine de la région dorsale

(1) Eléments de chirurgie clinique; Paris, 1873.
(2) Mémoire cité.

et en lui administrant alors le chloroforme, aucun mouvement ne se manifestait dans les membres postérieurs, tandis qu'au contraire, il y avait une agitation très-vive de la face et des pattes antérieures. Le fait bien connu que cette période est très-peu marquée chez les enfants vient également confirmer cette idée que son intensité est en rapport avec le développement intellectuel.

Les fonctions de la vie organique subissent également quoiqu'à un moindre degré des modifications qui ne sont pas sans importance. Ces phénomènes qui portent sur la respiration et la circulation ne paraissent pas liés à une action directe du chloroforme sur le bulbe, car ils disparaissent pendant la seconde période de l'anesthésie pour ne reparaître que bien plus tard à la fin de la période de collapsus, mais alors avec des caractères de gravité tout autres ; il semble donc rationnel de les considérer comme un retentissement de l'excitation générale.

La respiration s'exécute rarement d'une manière normale et elle présente des modifications qu'on peut rattacher à différents types. Quelquefois elle se fait largement et régulièrement, souvent elle est très-faible quoique régulière, tellement faible dans certains cas qu'il est difficile de saisir les mouvements du thorax et qu'on est forcé pour faire pénétrer une quantité de chloroforme suffisante dans les poumons de réveiller les mouvements respiratoires en frappant plus ou moins vigoureusement la poitrine avec la paume de la main. Les mouvements respiratoires peuvent encore être irréguliers, saccadés, présenter des variations très-grandes de rhythme et d'amplitude, des intermittences, ou enfin s'arrêter brusquement, soit sous l'influence de mouvements convulsifs, soit en même temps qu'apparaissent des contractions tétaniques ; nous avons vu que celles-ci étaient souvent liées à un commencement d'asphyxie.

On ne saurait donc trop prendre soin de maintenir la respiration dans des limites suffisantes et de surveiller constamment les mouvements de la poitrine qui sont encore le meilleur indice pour éviter les dangers de l'anesthésie.

La circulation suit jusqu'à un certain point les oscillations de la respiration, et la fréquence des battements du cœur varie avec celle des mouvements respiratoires, mais en dehors de ces modifications variables, la fréquence des battements présente un phénomène continu, c'est une accélération qui commence dès le début de l'anesthésie et augmente pendant la période d'excitation ; alors le pouls est extrêmement rapide et petit, quelquefois même il devient impossible à compter, mais c'est généralement dans les cas où surviennent des secousses convulsives, aussi est-il prudent de suivre le pouls du malade soumis à l'anesthésie, tout en restant attentif à ses mouvements respiratoires. Enfin la circulation capillaire éprouve aussi des modifications remarquables pendant la période d'excitation ; la peau est en général légèrement congestionnée ; quand la face devient turgescente et violacée, on est prévenu que la respiration se fait mal et qu'on doit y remédier.

Pendant la période d'excitation la pupille devient insensible à la lumière et se dilate ; MM. Budin et Coyne ont récemment attiré l'attention sur cet état de la pu-

Baudelocque.   3

pille qui différencie assez nettement cette période de la période d'insensibilité.

Deuxième période, période d'insensibilité. — Nous avons vu le chloroforme dans le cours de la première période de l'anesthésie abolir successivement les fonctions du cerveau et du cervelet pour porter son action sur les centres de la sensibilité et de la motricité. La seconde période commence lorsque la sensibilité est abolie, ce qui, d'après Longet, dérive de la perte des fonctions de la protubérance.

La période d'insensibilité suffit généralement pour pratiquer les opérations, cependant on ne doit pas le plus souvent s'en tenir aux premières limites de cette période et l'anesthésie doit être poussée jusqu'aux approches du collapsus pour que la période d'insensibilité mérite vraiment les noms de période de tolérance, période chirurgicale, qui lui ont été donnés.

Dans la seconde période de l'anesthésie, l'intelligence qui a perdu successivement le jugement et la mémoire ne se manifeste plus par aucun signe extérieur, les rêves disparaissent, la notion même de l'existence paraît supprimée.

On a cependant cité des faits dans lesquels l'intelligence du malade était restée intacte, quoique l'anesthésie fût suffisante pour permettre de pratiquer de grandes opérations. Ces faits rentrent, pour M. Guyon, dans la catégorie du phénomène désigné sous le nom d'*intelligence de retour* (1). En effet, lorsqu'on cesse d'administrer l'anesthésique avant la fin d'une opéra-

(1) Guyon, loc. cit.

tion, l'intelligence peut revenir rapidement alors que la sensibiliié reste encore abolie, et l'opéré peut assister en quelque sorte comme un simple spectateur aux détails de son opération.

Dans cette période la sensibilité disparaît même dans les points où elle est normalement la plus développée, comme aux doigts, à la face, aux organes génitaux, et c'est à ce moment seulement qu'on peut commencer les opérations. Lorsqu'on interrompt l'administration du chloroforme, la sensibilité reparaît quelquefois très-rapidement, ce qui se manifeste par des mouvements musculaires, par des cris, et par un excellent signe dont nous avons déjà parlé : c'est l'état de la pupille dont la mobilité et la dilatation reparaissent en même temps que la sensibilité et préviennent même son retour. Il peut arriver que dans le cours de cette période l'opéré donne des signes de douleur et qu'au réveil il affirme n'avoir rien ressenti. Existe-t-il dans ces cas une véritable douleur ? L'absence des contractions des muscles de la face qui accompagnent habituellement la douleur peut être invoquée comme preuve que la douleur n'existe pas; d'autre part on peut penser avec M. Lacassagne que les individus souffrent réellement, mais qu'il n'y a pas élaboration intellectuelle de la douleur par suite de la perte du jugement et de la mémoire.

La motricité n'est pas abolie pendant cette période, il y a au contraire exagération des contractions musculaires au début, mais ces mouvements peuvent être considérés comme des mouvements réflexes qui, eux-mêmes, s'éteignent peu à peu dans le cours de cette période à mesure que le chloroforme étend son action sur la moelle épinière.

Au moment où l'anesthésie est complète, la respiration se régularise d'elle-même et se fait habituellement largement et sans effort. Quelquefois, elle devient stertoreuse et râlante ; souvent alors la base de la langue est ramenée en arrière par son propre poids et abaisse l'épiglotte sur l'orifice du larynx ; les moyens les plus simples font cesser cet accident, ils consistent à attirer la langue en avant par un mécanisme quelconque.

Le pouls devient plus ample et moins fréquent que dans la première période; les mouvements du cœur auparavant secs et durs deviennent lents et mous. Dès que la circulation se régularise, la face devient pâle et prend une sorte de teinte terreuse spéciale ; les muqueuses se décolorent et l'anémie paraît même, d'après de récentes observations, s'étendre jusqu'aux centres nerveux.

Nous avons déjà vu que la pupille subissait pendant cette période une action constante de la part du chloroforme, action caractérisée par l'immobilité et par l'atrésie ; le degré de rétrécissement est en rapport avec le degré d'insensiblité, et si l'examen de la pupille fournit peu de signes pour faire présager les accidents du chloroforme, du moins elle en fournit un très-net pour mesurer le degré de l'anesthésie.

Troisième période, période de collapsus. — Lorsque l'anesthésie est poussée jusqu'à la période de collapsus, toutes les fonctions de la vie animale sont anéanties ; celles de la vie organique existent seules ; il n'y a plus dans le système nerveux central que le bulbe dont l'action subsiste et permet aux deux grandes fonctions de la respiration et de la circulation de s'accomplir encore.

L'anesthésie arrivée à ce degré n'est pas sans danger : que l'action du bulbe soit à son tour suspendue et la mort arrive instantanément comme dans la section du nœud vital. Il n'est pas utile heureusement d'arriver jusqu'à cette période dans la pratique de l'anesthésie chirurgicale, et dans les cas les plus réfractaires, il suffit de rester à la limite qui sépare la deuxième de la troisième période pour obtenir une insensibilité complète avec abolition totale des mouvements.

Pendant la période de collapsus les derniers phénomènes de la vie de relation qui existaient encore, les actions réflexes de la moelle, ont disparu ; la sensibilité des muqueuses est abolie de même que celle de la cornée qui disparaît la dernière. Les excitations les plus énergiques ne provoquent plus de mouvements réflexes, les muscles des membres sont dans un relâchement absolu et les membres soulevés retombent comme une masse sur le plan du lit.

La respiration et la circulation s'affaiblissent graduellement pendant cette période et leur extinction peut être prévue ; mais on est averti en outre que la vie est menacée par la disparition successive de certains phénomènes de la vie organique : ainsi l'absence de clignements par l'attouchement de la cornée disparaît peu de temps après la production de la résolution musculaire; la pupille qui, dans le cours de la seconde période, répondait encore à des excitations très-énergiques, finit par rester complètement immobile même lorsqu'on excite directement les troncs nerveux au moyen des plus forts courants électriques. Dans le cours de la période de collapsus, cette même excitation reste sans

effet sur la fréquence des mouvements respiratoires et
des battements du cœur.

NATURE DE L'ANESTHÉSIE.

De nombreux travaux ont été publiés en vue d'élu-
cider le mode d'action élémentaire des agents anesthésiques. La plupart des physiologistes s'accordent à re-
connaître que l'action des vapeurs anesthésiques ne
peut s'exercer que par l'intermédiaire de la circulation.

Snow, MM. Lallemand et Perrin ont démontré la
présence du chloroforme dans le sang, et M. Claude
Bernard a établi qu'il y pénètre dès les premières inhalations. C'est un fait qu'il est impossible de révoquer en
doute bien que récemment encore MM. Ferran et
Lemoine-Moreau aient prétendu que le chloroforme
agissait sur l'encéphale par l'intermédiaire des nerfs
olfactifs.

Mais les physiologistes qui ont répété leurs expériences n'ont pu produire l'anesthésie en maintenant
une éponge imprégnée de chloroforme sous les narines
d'animaux respirant de l'air pur par la trachée quand
ils ont pris la précaution de fixer solidement la canule.

La théorie de Black, Pirogoff, Coze de Strasbourg, qui
attribuent l'action des anesthésiques sur les centres
nerveux à une compression mécanique exercée sur eux
par les vapeurs contenues dans les vaisseaux est aujourd'hui complètement abandonnée. Elle est du reste
contraire aux lois physiques de la dissolution dans le
sang des gaz et des vapeurs.

Plusieurs auteurs ont voulu rattacher l'anesthésie à
une altération organique du sang. Sansom a fait figu-
rer les déformations des globules qui se produisent dans
le sang mélangé au chloroforme. Hermann a constaté
aussi que les vapeurs de chloroforme mélangées au
sang *in vitro* produisent également des lésions des éléments figurés. Mais jamais personne n'a pu constater
ces lésions au microscope sur du sang soustrait pendant la chloroformisation (1).

Edouard Robin, Gruby, ont pensé que les vapeurs
anesthésiques empêchaient l'action de l'oxygène hu-
mide sur les globules ; pour ces auteurs, le chloroforme
exercerait sur le sang une action analogue à l'oxyde
de carbone. Cette assimilation ne peut-être soutenue,
car un simple courant d'air déplace le cloroforme contenu dans le sang, tandis que l'oxyde de carbone
forme avec les globules une véritable combinaison.

Detmold, Ozanam expliquent l'action des anesthésiques par la préseuce d'un excès d'acide carbonique
du à l'oxydation de ces substances dans l'organisme ; leur carbone s'unirait à l'oxygène du sang
pour former de l'acide carbonique, mais les analyses chimiques n'ont apporté aucun argument en faveur
de cette théorie et tout porte à croire, au contraire, que

(1) Nous devons dire pourtant que récemment, un auteur allemand,
Huter, examinant l'action des anesthésiques sur la circulation du mé-
sentère de la grenouille, prétend avoir constaté ces déformations globu-
laires dans l'intérieur des vaisseaux. Les corpuscules altérés devien-
draient adhérents entre eux et à la paroi vasculaire, ce qui provoque-
rait une stase complète de ces corpuscules dans les capillaires. Huter
explique l'action des anesthésiques par la formation d'embolies, de
corpuscules rouges altérés dans les vaisseaux du cerveau. (Citation
empruntée à M. le docteur Darin.)

le chloroforme traverse l'organisme sans éprouver de décomposition.

Les deux dernières théories que nous venons d'exposer attribuent l'anesthésie à un état particulier d'asphyxie. Amussat avait déjà apporté quelques arguments en faveur de cette théorie de l'asphyxie comme cause de l'anesthésie ; il disait avoir vu le sang noir dans les artères, mais les expériences de Renault d'Alfort, de Blandin et de Longet vinrent démontrer que les résultats obtenus par Amussat tenaient à la manière défectueuse dont il avait administré le chloroforme, peut-être aussi à ce qu'il avait examiné le sang artériel pendant les troubles respiratoires de la période d'excitation.

M. le docteur Faure place également dans l'asphyxie la cause de l'anesthésie ; pour lui les anesthésiques, et particulièrement le chloroforme, déterminent une asphyxie mécanique par leur action purement locale sur la circulation pulmonaire. Il en résulterait (1) « la stase du sang dans les capillaires du poumon et la formation par l'ensemble des vaisseaux extrêmement serrés qui contiennent du sang coagulé d'une sorte de membrane artificielle, imperméable, posée comme une barrière entre l'organisme et l'atmosphère. »

Cette opinion a été combattue dès son apparition par M. Vulpian (2) qui lui fit ces deux objections irréfutables que l'éther et le cloroforme sont bien réellement absorbés et qu'on peut se convaincre qu'ils n'arrêtent pas la circulation pulmonaire en examinant la circulation sur les poumons d'une grenouille anesthésiée.— Du

(1) Arch. gén. de méd., 1858.
(2) Gazette hebdomadaire, 1858.

reste cette assimilation de l'anesthésie à une asphyxie est encore moins soutenable aujourd'hui qu'on sait par les expériences de M. Bert (1) que pendant l'anesthésie complète le sang renferme plus d'oxygène qu'à l'état normal ; avec M. Cl. Bernard, M. Bert attribue ce fait à la résolution du système musculaire.

L'opinion de Flourens et de Longet que les effets de l'anesthésie résultent de l'action du chloroforme sur les centres nerveux, paraît aujourd'hui solidement établie. Les analyses chimiques de MM. Lallemand, Perrin et Duroy ont montré que l'encéphale est de tous les organes celui où le chloroforme se fixe en plus grande quantité, et d'ailleurs les phénomènes de l'anesthésie sont en rapport avec ce que la physiologie enseigne sur l'abolition des fonctions des centres nerveux, quelle qu'en soit la cause. Comment a lieu cette disparition momentanée des fonctions du système nerveux central ? On peut l'attribuer à une lésion passagère mais inconnue jusqu'à présent dans son essence. Les altérations que Pappenheim et Good ont vu se produire sous le micros- cope sur les éléments nerveux en contact avec l'éther n'ont jamais pu être constatées sur ces éléments après l'action des anesthésiques administrés dans les condi- tions ordinaires. De même, l'action sur le protagon in- voquée par Hermann ne repose que sur une hypothèse.

L'explication proposée par M. Cl. Bernard mérite une plus sérieuse considération. L'illustre physiologiste sup- pose que le chloroforme agit sur le tissu nerveux par une semi-coagulation de la substance même de la cellule nerveuse. Il invoque comme analogue la rigidité qu'on

---

(1) Leçons sur la physiologie comparée de la Respiration; Paris, 1870.

produit dans les muscles en les plaçant dans les vapeurs anesthésiques, ou en injectant dans leur substance de l'eau légèrement chloroformée. Par un contact moins prolongé avant que cette rigidité n'arrive, le muscle perd son excitabilité, et à ce moment, si on examine la fibre musculaire au microscope on voit que le contenu n'est plus transparent, qu'il est dans un état de semi-coagulation. (Cl. Bernard. Leçons sur les anesthésiques et sur l'asphyxie, page 153. Paris; 1875.)

MÉCANISME DE LA MORT DANS L'ANESTHÉSIE
CHLOROFORMIQUE.

Quand on recherche comment se produit la mort à la suite de l'administration de chloroforme, on voit qu'elle survient dans plusieurs circonstances très-différentes.

Dans quelques cas, au début de la chloroformisation, dès les premières inspirations le malade est pris de suffocation ; en proie à une angoisse soudaine, il tombe comme foudroyé ; c'est à ce genre de mort qu'on peut appliquer à juste titre le nom de *sidération* anesthésique.

D'autres fois, la mort a lieu au milieu d'une période d'excitation violente, accidentée par des moments de stupeur et des mouvements convulsifs désordonnés qui entravent la respiration ; la face devient vultueuse, le cou se gonfle, le tronc se soulève en masse, et par une transition soudaine, le pouls disparaît, le muscle contracté se relâche, la face devient livide, terreuse : la mort est consommée.

Dans d'autres circonstances, l'accident se déclare au moment de l'intervention du chirurgien ; il se traduit par un arrêt brusque des mouvements du cœur, suivi aussitôt de la disparition complète des phénomènes vitaux, si l'on en excepte quelques mouvements respiratoires irréguliers.

Enfin, dans d'autres cas, au milieu d'une chloroformisation des plus régulières, soit avant, soit pendant l'anesthésie confirmée, le pouls déjà très-faible disparaît brusquement, la respiration s'arrête en même temps ou quelques instants après, et le patient s'affaisse comme une masse inerte entre les bras de l'opérateur.

Ce tableau, dont nous empruntons les traits à M. Maurice Perrin (1), semble indiquer que la mort a lieu toujours par un arrêt primitif des battements du cœur. Tous les chirurgiens cependant n'admettent pas que la mort résulte toujours de la syncope, et on trouve dans les recueils d'observations de morts par le chloroforme de nombreux cas où manifestement l'arrêt de la respiration a devancé celui du cœur.

C'est même de cette dernière façon qu'a lieu le plus souvent la mort chez les animaux. Il est vrai que, surtout en ce qui concerne les anesthésiques, on ne peut tirer de l'expérimentation sur les animaux des conclusions entièrement applicables à l'homme. Chez les chiens, par exemple, il est très-difficile de déterminer l'arrêt du cœur.

Le cœur de ces animaux paraît insensible aux provocations les plus directes : les physiologistes qui ont introduit des sondes dans le cœur ont constaté cette résistance à la syncope. Nous avons vu dans une expérience faite par M. le Dr Jolyet, chez un chien soumis

(1) Dictionnaire encyclopédique des sciences médicales, art. *Anesthésie chirurgicale.*

à la respiration artificielle, le cœur continuer à battre
pendant un temps très-long, alors que l'air fourni à
ses poumons avait barbotté dans le chloroforme. Chez
certains animaux, le lapin, par exemple, le syncope se
produit plus facilement, et Snow qui a fait des expériences sur ces animaux, sur des rats et des cobayes a
vu qu'en leur faisant respirer une atmosphère très-
chargée de vapeurs anesthésiques, il provoquait chez
ces animaux l'arrêt du cœur avant celui des mouvements respiratoires. Il en est de même lorsqu'on injecte directement du chloroforme dans les veines (Gos-
selin, J. Guérin), bien que, cependant, dans un cas
très-net que nous avons observé, le cœur ait continué
à battre pendant deux ou trois minutes après l'arrêt
respiratoire.

Quoi qu'il en soit, dans les cas peu nombreux où la
cause de la mort chez l'homme peut être rapportée à
l'intoxication chloroformique, la mort n'a peut-être pas
toujours lieu par le même mécanisme, et ce mécanisme
varie peut-être avec les conditions qui la provoquent.

Quand l'accident se déclare dès les premières inhalations, si, comme le pense M. Gréhant, il est dû à ce
qu'il pénètre d'emblée dans le sang des quantités toxiques de chloroforme (1), ne pourrait-on pas attribuer
cette mort subite à l'action brusqe du chloroforme, soit
sur le tissu musculaire du cœur, soit plutôt sur les
ganglions cardiaques qui reçoivent les premiers l'im-
pression d'un sang chloroformé.

La mort, à la suite d'inhalations prolongées de chlo-

---

(1) Gréhant, in Comptes-rendus de la Société de Biologie, 4 juillet
1874

roforme, peut être rapportée à ce que les vapeurs contenues en trop grande quantité dans le sang, après avoir agi successivement sur le cerveau, le cervelet et la moelle épinière vont toucher la moelle allongée et abolir les fonctions essentielles à la vie.

Comme dans le cas d'asphyxie, d'interruption de l'abord du sang dans le bulbe, de lésion de la région où Flourens a placé le nœud vital, le centre respiratoire serait paralysé, et il en résulterait l'arrêt des mouvements respiratoires, le cœur continuant à battre par suite du principe de mouvement qu'il possède en lui-même et qu'il puise dans les ganglions contenus dans sa substance.

On pourrait peut-être comparer le mécanisme de la mort par le chloroforme à celui de la mort par intoxication par l'acide carbonique, que l'on range aussi parmi les substances anesthésiques.

Les expériences de M. Paul Bert (1) ont, en effet, montré que dans l'accumulation progressive de l'acide carbonique dans le sang produite par la respiration d'une atmosphère suroxygénée, le cœur reste l'*ultimum moriens*. On sait, d'un autre côté, que l'acide carbonique, respiré tout d'un coup, exerce une action profonde sur le cœur qui s'arrête après deux ou trois minutes, tandis qu'il continue à battre pendant un quart d'heure dans un gaz inerte, l'azote par exemple.

L'acide carbonique lentement formé par l'organisme

---

(1) Recherches expérimentales sur l'influence que les modifications dans la pression barométrique exercent sur les phènomènes de la vie, page 93 et suivantes.

n'influencerait donc qu'en dernier lieu les battements du cœur, comme le chloroforme administré graduellement, tandis qu'un flot d'acide arrivant au cœur gauche ne tarderait pas à paralyser son action, de même que quand des quantités toxiques de chloroforme sont introduites brusquement dans le sang.

Mais, dans un grand nombre de cas, le chloroforme n'est que la cause occasionnelle de la mort et même quelquefois son administration n'est qu'une coïncidence. Avant la découverte des anesthésiques, on a observé bien des fois la mort subite avant ou pendant une opération. Dans ces cas, la mort avait lieu par syncope, que cette syncope fût le résultat d'une émotion morale vive, de l'appréhension causée par l'opération, ou bien de l'excès de douleur qui en résultait, ce que les Anglais appellent le choc et que Dupuytren avait désigné par l'expression pittoresque de *saignée nerveuse*. C'est pour obvier à cette dernière cause de mort que les chirurgiens, et en particulier M. Maurice Perrin, recommandent d'attendre pour opérer que l'anesthésie soit complète.

La mort résultant de la douleur due à l'opération peut être attribuée à une syncope de nature réflexe, comme la syncope expérimentale provoquée chez le lapin par la compression du nerf sous-orbitaire.

Pendant la période d'excitation, le chloroforme en irritant la membrane muqueuse des voies aériennes et en particulier celle du larynx et les nerfs délicats qui se distribuent dans ces parties peut donner lieu à des phénomènes réflexes d'une autre nature, tels que des mouvements convulsifs et des symptômes d'asphyxie, souvent de la suffocation ; la mort peut en être la suite. Aussi la nécessité d'administrer le chloroforme par les poumons est regrettable (Cl. Bernard).

On voit que, sauf dans ces derniers cas, nous n'avons pas fait intervenir l'asphyxie comme cause de la mort par le chloroforme, à moins qu'on ne veuille regarder comme tel l'arrêt des mouvements respiratoires produit par l'abolition des fonctions du bulbe. Mais il est préférable d'adopter la théorie de Kidd, qui regarde les accidents mortels, amenés par une accumulation de fluide anesthésique, comme produits par une sorte d'apnée.

Kidd a généralisé cette théorie de l'apnée et c'est par une action sur les centres respiratoire et circulatoire contenus dans la moelle allongée qu'il explique tous les cas de mort subite pendant la chloroformisation.

Cette théorie n'est pas applicable à tous les cas, et il paraît démontré que quelquefois la mort a été due à une véritable asphyxie mécanique : l'accident est précédé alors de signes évidents d'asphyxie, de turgescence de la face, de gonflement des veines du cou, etc. Mais nous devons dire que dans ces cas on peut y porter remède, soit en tâchant, par des inhalations ménagées, de ne pas trop irriter la muqueuse respiratoire et de ne pas produire ces contractions spasmodiques de la glotte, signalées par M. Devergie, soit en évitant que la langue ne vienne, pendant la période de résolution musculaire, obstruer les voies aériennes (Desprès et Hergott).

En résumé, la mort par le chloroforme peut, dans la majorité des cas, être attribuée à une apnée résultant de l'action exagérée de cet anesthésique sur le bulbe :

le plus ordinairement les mouvements respiratoires disparaissent avant les battements de cœur. et c'est sur ce fait que s'appuient plusieurs chirurgiens français et en Angleterre Lister (1), pour conseiller de se borner à surveiller les mouvements respiratoires pendant la chloroformisation.

(1) Holmes's system of surgery, tome V.

DEUXIÈME PARTIE

EXPÉRIENCES PERSONNELLES.

Avant de passer à l'exposé de nos expériences personnelles, il est indispensable que nous décrivions le procédé opératoire que nous avons mis en œuvre. Nous avons généralement administré le chloroforme par la trachée; par ce moyen nous évitons, dans le mélange aéro-chloroformé respiré par l'animal, toute variation tenant à la déperdition qui aurait pu se produire en employant simplement une muselière; nous évitons en outre les mouvements violents que provoque, au début de l'anesthésie, l'irritation des muqueuses lorsqu'on pratique les inhalations par les orifices des voies aériennes.

Le milieu dans lequel nous faisons respirer nos animaux est une bonbonne de la contenance de 60 litres, hermétiquement fermée par un bouchon en caoutchouc percé de deux trous et donnant passage à deux tubes de verre. L'un des tubes est muni d'un long tuyau en caoutchouc qui sert de voie de communication entre la bonbonne et la canule fixée dans la trachée, c'est-à-dire entre l'animal et le mélange aéro-chloroformé; cette voie de communication doit être suffisamment large et elle est munie en un point de son trajet d'un gros robi-

net à trois voies, qui permet de faire respirer à volonté
'animal soit à l'air libre, soit dans la bonbonne. Au second tube qui traverse le bouchon et qui est de petit
calibre, est adapté un tuyau de caoutchouc fermé par
une forte serre-fine capable d'intercepter complètement
le passage de l'air.

Voici maintenant comment nous employons l'appareil
dont nous venons d'exposer sommairement les dispo-
sitions : nous commençons par faire une légère diminution de pression dans la bonbonne au moyen d'une
pompe ou de la machine pneumatique, et nous y introduisons le chloroforme. Pour cela, nous nous servons
d'une pipette graduée en dixièmes de centimètres cubes
dans laquelle on a mesuré exactement la quantité vou-
lue de l'agent anesthésique et dont on enfonce l'extré-
mité dans le tube de caoutchouc de petit diamètre. On
lâche la serre-fine et la pression atmosphérique chasse
le chloroforme qui se précipite aussitôt dans la bonbonne. Après avoir replacé immédiatement la serre-
fine, on a soin d'agiter la bonbonne dans tous les sens,
de manière à faciliter le mélange d'air et de vapeurs
(la diminution de pression qui existe encore favorise
d'ailleurs l'évaporation du chloroforme), et on laisse les
choses en l'état pendant un quart-d'heure qu'on emploie à préparer l'animal.

Celui-ci étant fixé sur la table d'opération, on pratique
la trachéotomie, on fixe dans la trachée une canule et
on la réunit au tube de caoutchouc qui porte le robinet
à trois voies, celui-ci étant tourné de manière à ce que
l'animal respire dans l'air extérieur. Il faut alors, avant
de commencer l'expérience, combler le vide qui existe
encore dans la bonbonne et qui a permis à la totalité

du chloroforme d'être amenée à l'état de vapeurs. Nous comblons ce vide au moyen d'un ballonnet d'oxygène, qu'on met en communication avec la bonbonne par le petit tube de caoutchouc, sur lequel on replace la serre-fine quand on a rétabli l'équilibre entre la pression intérieure et la pression atmosphérique. La quantité d'oxygène ainsi introduite variait entre 4 et 5 litres, et était destinée à prolonger la durée de l'expérience en permettant à l'atmosphère de la bonbonne de rester plus longtemps respirable.

Dans le même but, nous introduisons préalablement dans la bonbonne quelques fragments de potasse à l'état solide, de manière à absorber une partie de l'acide carbonique exhalé sans diminuer la dose de chloroforme, ce qui arrive lorsque la potasse au lieu d'être solide est en solution. En ouvrant de temps en temps le tube de communication avec le ballonnet d'oxygène, nous pouvions remplacer ainsi l'acide carbonique absorbé et rétablir la pression normale.

Lorsque tout est ainsi préparé, il suffit d'un demi-tour du robinet à trois voies pour faire respirer à l'animal le mélange aéro-chloroformé et commencer l'expérience. Nous avons soin après chaque expérience de remplir complètement la bonbonne avec de l'eau, afin d'être assurés d'en chasser tout le chloroforme et de ne pas amener d'erreur dans les doses employées ultérieurement.

Une condition que nous devions déterminer tout d'abord pour commencer nos expériences, était de savoir si la capacité de la bonbonne était suffisante pour permettre à des chiens d'une taille moyenne d'y respirer au moins pendant une demi-heure sans que l'asphyxie, vînt compliquer les résultats. Dans ce but, nous avons fait une analyse de l'air contenu dans la bonbonne après qu'un chien de 12 kilogrammes y eut respiré pendant vingt minutes. Nous avons trouvé que cet air renfermait un peu moins de 1 0/0 d'acide carbonique. La proportion eût donc pu être double ou même triple sans être encore assez considérable pour modifier sensiblement les phénomènes.

On verra d'ailleurs dans l'exposé de nos expériences qu'un chien de 13 kilogrammes a pu respirer dans la bonbonne pendant trente-cinq minutes sans qu'il se manifestât le moindre signe d'asphyxie ; que chez un chien de 20 kilogrammes, l'asphyxie n'a débuté qu'après quarante-cinq minutes ; enfin, nous avons pu maintenir anesthésié pendant une heure cinq minutes un chien de 7 kilogrammes, et ce n'est qu'après cette période que nous avons constaté une légère dilatation de la pupille en même temps que le sang artériel commençait à perdre sa coloration rutilante. Nous devons dire toutefois que la capacité de 60 litres dont nous pouvions disposer n'est pas suffisante pour des chiens d'une forte taille. Ainsi, sur un chien de 30 kilogrammes, il nous a été impossible d'arriver à une véritable anesthésie ; l'insensibilité restait accompagnée de la dilatation pupillaire.

Les chiens qui nous ont servi dans le plus grand nombre de nos expériences étaient neufs ; nous ne signalerons que le fait contraire, c'est-à-dire ceux qui avaient déjà été utilisés soit pour nos propres expériences, soit pour d'autres expériences physiologiques. Nous nous sommes toujours basés, pour constater que l'anesthésie obtenue n'était pas due à l'asphyxie, sur

l'état de contraction et d'immobilité de la pupille dont
nous avons déjà parlé et dont MM. Coyne et Budin ont
fait ressortir toute la valeur comme signe distinctif entre l'asphyxie et l'anesthésie. Ajoutons que nous ne
considérons l'anesthésie comme complète que lorsque
la pupille reste immobile même par l'excitation galvanique des nerfs.

Dans quelques cas de nos expériences, nous nous sommes servis de l'appareil que M. Jolyet a employé dans
ses recherches sur les variations de l'acide carbonique,
et qui permet de faire respirer l'animal en expérience
dans un très-petit espace ; nous ne faisons que men-
tionner cet appareil, car nous avons dû bientôt l'abandonner parce que les animaux présentaient assez vite
des signes d'asphyxie, et, en outre, parce que les solu-
tions de potasse qui constituent un des éléments prin-
cipaux de cet appareil absorbent une quantité de chloroforme difficile à évaluer et rendent par suite le dosage
impossible.

Enfin nous avons également employé une cloche assez
spacieuse pour contenir un chien de petite taille et dans
laquelle, après avoir introduit le chien, nous faisons
arriver une dose déterminée de chloroforme. Les mêmes
inconvénients, réunis à celui de ne pouvoir observer
les phénomènes qu'à travers la paroi de la cloche, nous
ont bien vite forcé à abandonner ce procédé.

Maintenant que nous avons fait connaître les procé-
dés qui nous ont servi à réaliser nos expériences, nous
allons exposer celles-ci successivement et sans commen-
taires, pensant qu'il est préférable d'en réunir et d'en
faire ressortir les résultats généraux dans les chapitres
suivants.

Expérience I. — 16 avril. Chien adulte du poids de 20 kilogr.

On fait la trachéotomie, on fixe une canule dans la trachée et on le force à respirer dans la bonbonne contenant 24 grammes de chloroforme. L'animal a commencé à respirer le mélange aéro-chloroformé à 3 heures 10 minutes. Presqu'immédiatement, il éprouve un peu d'agitation, ses pupilles se dilatent énormément, mais elles ne tardent pas à se contracter, et à 3 heures 18 minutes elles sont punctiformes. L'animal est tout à fait insensible à ce moment; l'écrasement des orteils ne produit aucune réaction, l'attouchement de la cornée ne produit aucun mouvement réflexe.

Pendant qu'on délie un de ses membres postérieurs pour voir s'il y a résolution musculaire, on s'aperçoit que la respiration a cessé. On ausculte le cœur dont on entend les bruits ; après avoir pratiqué la respiration artificielle pendant une ou deux minutes, l'animal respire spontanément. Au bout de 25 minutes à peu près, après avoir passé par une nouvelle période d'agitation, il a complètement recouvré sa sensibilité.

Expérience II. — 23 avril. Chien d'arrêt, braque, adulte du poids de 30 kilogrammes.

On pratique la trachéotomie, on fixe une canule dans la trachée et on le force à respirer dans la bonbonne contenant 12 grammes (8 c. cubes) de chloroforme.

L'animal, au début des inhalations, fait des efforts respiratoires nombreux ; ses pupilles se dilatent au maximum pendant ces efforts ; au bout de 7 à 8 minutes le chien devient calme. Après 20 minutes écoulées, l'animal est insensible, l'attouchement de la cornée, la galvanisation du nerf crural ne produisent aucune réaction, mais les pupilles sont très-dilatées. On cesse le chloroforme.

On laisse l'animal respirer de l'air pur pendant plus d'une heure et on répète l'expérience ; on obtient les mêmes résultats, insensibilité avec dilatation de la pupille. Après 25 minutes d'inhalations, par une canule adaptée à l'artère fémorale, en voit qu'il s'écoule par cette artère un sang noirâtre tout à fait analogue à du sang veineux. On cesse le chloroforme. Après un temps très-court, le sang qui sort de la canule redevient rouge. L'animal qui fut empoisonné par la nicotine ne présentait pas de lésions pulmonaires à l'autopsie.

Expérience III. — 24 avril. Chien adulte, du poids de 9 kilogr. 500 grammes.

On pratique la trachéotomie, on fixe une canule dans la trachée et à 2 heures 25 minutes on le force à respirer dans la bonbonne contenant 6 gr. de chloroforme (4 cc.)

Au début, l'animal éprouve une légère agitation, les pupilles se dilatent ; à 2 heures 35 minutes, elles reviennent un peu sur elles-mêmes mais sont toujours dilatées ; l'animal paraît sensible au pincement de la peau, qui se traduit par des mouvements des membres assez marqués. La sensibilité à l'œil est parfaite. On le maintient dans cet état jusqu'à 3 heures ; à ce moment l'état de la sensibilité parait le même.

A 3 heures 45 minutes, on le force à respirer dans la bonbonne contenant 10 grammes 50 de chloroforme (7 c. c.). Au bout de 17 minutes, aucune réaction quand on pince vigoureusement la peau, la sensibilité à l'attouchement de la cornée est intacte, la pupille est dans un état intermédiaire entre la contraction et la dilatation. Mouvements réflexes par la galvanisation du nerf crural ; pas de résolution musculaire. On cesse les inhalations à 4 heures 13 minutes ; l'animal est toujours sensible à l'œil.

A 5 heures 8 minutes, on le force à respirer dans la bonbonne contenant 12 grammes de cloroforme. Au bout d'un quart d'heure à peu près, l'animal ne fait aucun mouvement quand on lui écrase les orteils, l'attouchement de la cornée ne produit pas le clignement, la pupille est contractée ; la résolution musculaire est complète. On cesse le chloroforme à 5 heures 40 minutes ; l'animal est encore complètement insensible, la résolution musculaire a persisté.

Après 8 à 10 minutes, il est tout à fait remis.

Expérience IV. — 26 avril. Chien adulte du poids de 7 kilog.

On commence par lui donner du chloroforme au moyen de la muselière ; après une période d'excitation assez courte, il est insensible et on pratique la trachéotomie sans qu'il manifeste aucun signe de douleur. On le force à respirer par un tube trachéal dans la bonbonne contenant un peu moins de 12 grammes de chloroforme (7 c.c. 9).

A 3 heures 55 minutes, l'animal était redevenu sensible à l'œil, la pupille dans un état de contraction moyenne, quand on lui donna à respirer un mélange d'air et de vapeurs de chloroforme. A 3 heures 58 minutes, les pupilles se sont encore contractées et sont punctiformes, l'animal est dans la résolution musculaire la plus complète ; en lui écrasant les orteils on n'obtient aucun mouvement réflexe et pas la moindre dilatation pupillaire. On découvre le nerf crural, et en le galvanisant au moyen d'un courant très-fort, on ne provoque aucun mouvement de l'iris. On le maintient dans cet état jusqu'à 5 heures. A ce moment les pupilles se sont très-légèrement dilatées ; la couleur de l'artère crurale, bien que différente de celle de la veine qui l'accompagne, ne tranche plus comme auparavant.

Après une légère excitation, l'animal paraît complètement remis à 5 heures 12 minutes.

EXPÉRIENCE V. — 27 avril. Chien de berger, adulte, du poids de 30 kilogr.

On lui donne du chloroforme au moyen de la muselière ; après une période d'excitation assez vive, l'animal est complètement anesthésié au bout de 10 minutes. On fait la trachéotomie, et on le force à respirer dans la bonbonne contenant 11 grammes 10 de chloroforme (7 c.c. 4). A ce moment, l'animal était dans la résolution musculaire, les pupilles légèrement contractées ; au bout de trois minutes, elles reviennent peut-être encore un peu sur elles-mêmes. On découvre le nerf crural ; en le serrant entre les mors d'une pince, aucune réaction de la part de l'animal. Après avoir lié et coupé ce nerf, on galvanise son bout central et on ne provoque aucun mouvement réflexe, la pupille ne se dilate pas. On arrête l'expérience au bout de 25 minutes, l'animal présentant des signes d'asphyxie ; la pupille s'était dilatée et d'une plaie faite à l'oreille il s'écoulait un sang noir. On fait respirer l'animal au dehors ; après uelques minutes, la pupille revient sur elle-même, l'animal recouvre la sensibilité.

EXPÉRIENCE VI. — 30 avril. Chien de chasse, épagneul adulte pesant 15 kilog.

On fait la trachéotomie, et à 3 heures 35 minutes, on le force à respirer dans la bonbonne contenant 12 grammes de chloroforme, ses pupilles sont de dimensions moyennes. Au bout de deux minutes, l'animal est agité, ses pupilles se dilatent. A 3 heures 40 minutes, en le pinçant fortement, on provoque des mouvements violents prouvant qu'il est encore sensible. A 3 heures 43 minutes, il paraît insensible au pincement, ses pupilles sont un peu revenues sur elles-mêmes. On lui découvre le nerf crural, aucune réaction pendant l'incision de la peau, mais en pinçant le nerf, on provoque la dilatation de la pupille et une augmentation de fréquence des mouvements respiratoires. A 3 heures 52 minutes, on galvanise le nerf crural par un courant faible (la bobine induite ne recouvrant pas la bobine inductrice), la pupille ne se dilate pas ; même résultat avec le courant maximum. A quatre heures, la pupille se dilate légèrement, la galvanisation du nerf crural n'augmente pas cette dilatation. On le conserve dans cet état jusqu'à 4 heures 15 minutes, la pupille s'est encore plus dilatée et le sang contenu dans l'artère crurale examiné par transparence, paraît plus foncé qu'auparavant ; la coloration de l'artère est peu différente de celle de la veine. On cesse le chloroforme, l'animal après avoir repassé par une période d'excitation redevient sensible après environ un quart d'heure.

A 4 heures 50 minutes, on lui injecte par une piqûre faite à la veine crurale 2 grammes de chloroforme ; on pousse l'injection lentement, elle est à peine finie que la respiration s'arrête ; on n'entend plus les bruits du cœur. A l'autopsie faite quelques minutes après la mort. les poumons présentent à leur surface des ecchymoses lie de vin disséminées, mais surtout marquées dans les lobes supérieurs ; en incisant ces organes, on trouve des extravasations sanguines dans l'intérieur des poumons. Les ventricules contiennent une certaine quantité de sang non-coagulé ; dans le ventricule gauche, le sang a la couleur du sang artériel.

Expérience VII. — 8 mai. Chien terrier, adulte, du poids de 20 kilogr.

On fait la trachéotomie, on fixe une canule dans la trachée, et à quatre heures on le force à respirer dans la bonbonne. (On a relié à cette bonbonne par un tube en caoutchouc un flaçon bien bouché d'une capacité de 4 litres et demi. On a introduit 12 gr. 90 c. de chloroforme (8, 7 cc.) après avoir fait, au moyen de la machine pneumatique, une légère diminution de pression dans les deux vases, et avoir remplacé l'air enlevé par de l'oxygène).

Après un peu d'agitation, l'animal est insensible à l'attouchement de la cornée; à 4 heures 14' la pupille qui s'était très-dilatée pendant les efforts faits par l'animal, s'est contractée peu à peu. A 4 heures 15', la résolution musculaire est complète. On découvre le nerf crural, et à 4 heures 18' on l'excite par un courant faible, pas de mouvements réflexes dans les membres ; la pupille ne se dilate pas par la galvanisation du nerf; elle reste également immobile quant on augmente l'intensité du courant. On enlève le flacon, on chasse l'air et les vapeurs de chloroforme en le remplissant d'eau. Une fois vidé, on le replace à 4 heures 23', et à ce moment on constate que la galvanisation du nerf crural n'agit pas sur la pupille et que la résolution musculaire persiste. A 4 heures 30', l'iris se dilate quand on excite le nerf, mais l'attouchement de la cornée ne produit pas le clignement, la pupille est toujours contractée.

A 4 heures 33', on enlève de nouveau le flacon, on repète la même manœuvre, et on le replace à 4 heures 37'. Le chien est sensible à l'attouchement de la cornée cinq minutes après; on ne provoque cependant pas de mouvements réflexes dans les membres par la galvanisation du nerf. La résolution musculaire semble avoir cessé. On cesse le chloroforme à 4 heures 45'; les pupilles se sont sensiblement dilatées.

A 5 heures 10', on injecte lentement, par une piqûre faite à la veine crurale, 2 centimètres cubes de chloroforme. Immédiatement le chien devient insensible, la pupille est très-contractée ; au bout de 1 minute 1⁄2, la respiration cesse; on entend les bruits du cœur, mais très-faibles. On insuffle à l'animal de l'air par la trachée; la pupille, qui s'était très-dilatée au moment de l'arrêt de la respiration, se dilate encore plus lors des premières insufflations; mais, après une quinzaine de respirations artificielles, l'animal respire spontanément, et sa pupille devient punctiforme.

A 5 heures 20', on lui injecte de nouveau 2 centimètres cubes de chloroforme; immédiatement la respiration est supprimée, et il est impossible de la rappeler.

A l'autopsie faite immédiatement après la mort, on trouve de nombreuses extravasations sanguines dans les poumons et à la surface de la plèvre; ces dernières sont surtout marquées le long des bords postérieurs. Le cœur est assez volumineux; le ventricule gauche contient une petite quantité de sang rouge ; le ventricule droit qui est plus gonflé contient du sang noirâtre en plus grande quantité. On trouve dans la veine cave inférieure des caillots, mais ne remplissant pas le calibre de cette veine.

Expérience VIII. — 1ᵉʳ juillet. Chienne épagneule, du poids de 12 kilogr.

On pratique la trachéotomie, on prend sa température vaginale qu'on trouve égale à 39° 6, à 2 heures 40'.

A 2 heures 42', on la force à respirer au moyen d'un tube trachéal dans la bonbonne contenant 12 gr. de chloroforme.

A 2 heures 44', efforts, agitation ; les pupilles, qui étaient de dimension moyenne avant l'expérience, se dilatent au maximum.

A 2 heures 47', les pupilles sont un peu revenues sur elles-mêmes; à 2 heures 50', on constate qu'elles sont encore rétrécies, la gauche plus que la droite; à ce moment l'attouchement de la cornée ne produit aucune réaction, de même qu'un pincement très-vigoureux des orteils. On découvre le nerf crural, et à 2 heures 53', en l'excitant par un courant d'abord faible, puis plus intense, on ne provoque pas la dilatation pupillaire. On cesse le chloroforme à 3 heures 13'; la pupille ne semble plus aussi contractée qu'auparavant, mais elle est immobile quand on excite le nerf crural par le courant maximum. Au bout de quelques minutes, l'animal repasse par une période d'excitation assez courte, et à 3 heures 22', il semble complètement remis; sa température vaginale à ce moment est de 38° 5. On le laisse attaché jusqu'à 4 heures pour voir si la température continuera à baisser, et on la trouve égale à 37°5.

Avant de cesser le chloroforme, on a, par une poire en caoutchouc adaptée à la bonbonne, agité l'air de cette bonbonne pendant 2 ou 3 minutes pour essayer de produire un mélange homogène. L'analyse de l'air de la poire faite sous l'eau a donné les résultats suivants :

Air . . . .   92 cc. 6
Après KO . . . .   91 cc. 7

92, 6 centimètres cubes d'air contenaient donc 0, 9 cc. ou 900/926, ou un peu moins de 1 pour cent.

Expérience IX. — 11 juin. Jeune chien de 8 à 10 mois, pesant 3 kilogr. 600.

La capacité pulmonaire de cet animal, mesurée par M. Jolyet au moyen du procédé de M. Gréhant, a été trouvée égale à 127 centimètres cubes. Un quart d'heure après avoir respiré le mélange d'oxygène et d'hydrogène qui a servi à déterminer cette capacité, à 2 heures 45', on force l'animal à respirer dans la bonbonne, contenant 12 gr. de chloroforme.

A 2 heures 57', l'animal est complètement insensible, la pupille est contractée; en pinçant fortement les orteils, on ne provoque aucun mouvement réflexe, la pupille reste immobile. On adapte à la branche restée libre du robinet à 3 voies un appareil en verre muni de deux soupapes sphériques en caoutchouc. L'appareil est disposé de façon que l'animal puisse respirer de l'air pur et expirer dans un ballon en caoutchouc où s'accumule l'air expiré. On laisse l'appareil en place jusqu'à 3 heures 12'.

On fait communiquer ensuite l'air recueilli dans le ballon avec un flacon de 250 centimètres cubes, fermé par un bouchon d caoutchouc renfermant à son centre un tube de verre. On a placé dans ce flacon une grenouille ; par des pressions modérées sur le ballon, on tâche d'obtenir un mélange homogène. On maintient la grenouille dans cette atmosphère pendant 20 minutes. Quand on la retire du flacon elle ne paraît avoir éprouvé aucun effet sensible.

Expérience. X. — Chien terrier, adulte, pesant 13 kilogrammes. On pratique la trachéotomie, et, à 1 h. 25, on force l'animal à respirer dans la bonbonne contenant 10 gr. 50 de chloroforme, 7 cc.

A 1 h. 28', l'animal éprouve un peu d'agitation, les mouvements respiratoires s'accélèrent, les pupilles se dilatent.

A 1 h. 35', les pupilles reviennent un peu sur elles-mêmes ; le pincement des orteils provoque quelques mouvements dans les membres, la sensibilité à l'œil est conservée ; pas de résolution musculaire.

On découvre le nerf crural ; l'incision de la peau et surtout l'attouchement du nerf paraissent provoquer de la douleur qui se traduit par des efforts musculaires assez considérables.

On galvanise le nerf crural dans la continuité ; la réaction musculaire est très-violente ; efforts respiratoires.

A 2 heures, l'animal est dans le même état ; on cesse le chloroforme.

Après une légère excitation, l'animal est à peu près remis au bout de cinq minutes.

A 3 h. 8', on recommence les inhalations de chloroforme par le tube trachéal qui communique avec la bonbonne renfermant 12 grammes de chloroforme.

à 3 h. 10', les pupilles se dilatent, l'animal a des mouvements respiratoires plus fréquents et plus prolongés ; agitation légère.

On interroge la sensibilité à 3 h. 22' : l'attouchement de la cornée ne produit aucune réaction ; la galvanisation du bout central du nerf crural, qu'on a lié et coupé, ne produit pas la dilatation de la pupille, qui est très-légèrement contractée ; la résolution musculaire est complète.

A 3 h. 28', on met le tube trachéal en communication avec l'appareil employé dans l'expérience IX.

On recueille l'air expiré pendant cinq minutes dans un ballon de caoutchouc. On met l'air contenu dans le ballon en communication avec un flacon de 250 centimètres cubes, dans lequel on a placé une grenouille. Par des pressions ménagées, on essaye de bien mélanger l'air. On maintient la grenouille dans le flacon pendant cinq minutes ; quand on la retire, elle est très-sensible et paraît aussi vive qu'avant son introduction.

On essaye de faire absorber au chien de plus grandes quantités de chloroforme, en maintenant le tube trachéal au-dessus d'un bocal dans lequel on a versé du chloroforme. L'animal éprouve un peu d'excitation tout d'abord, et après cinq ou six minutes, sa respiration s'arrête ; on n'entend plus les bruits du cœur. On pratique la respiration artificielle, au moyen du soufflet de M. Grénant pendant dix minutes, mais on n'obtient aucun résultat.

A l'autopsie, les poumons ne semblent présenter aucune lésion. La surface de la plèvre est un peu rouge ; cette coloration disparaît par l'insufflation. Le cœur n'est pas très-distendu, cependant ventricule droit contient plus de sang que le gauche ; dans ce dernier, le sang est manifestement rouge.

DOSES DE CHLOROFORME NÉCESSAIRES POUR PRODUIRE L'ANESTHÉSIE COMPLÈTE CHEZ LE CHIEN.

Quand nous avons commencé nos expériences, nous avions l'espoir d'arriver, au moyen d'un appareil analogue à celui de MM. Regnault et Reiset, à absorber à peu près complètement l'acide carbonique de l'air, et par suite à obtenir l'anesthésie en faisant respirer les animaux dans un récipient d'une très-petite capacité. Nous pensions par ce procédé pouvoir administrer une dose de chloroforme de très-peu supérieure à celle qui doit pénétrer dans l'organisme, et par conséquent déterminer la dose suivant la taille des animaux, suivant l'espèce et par contre-coup celle qui doit être introduite dans le sang. Nous avons déjà dit les raisons qui nous ont forcé à abandonner cette façon de procéder et à nous rapprocher autant que possible du mode d'administration qui avait été suivi par M. Gréhant.

En se reportant à la communication de M. Gréhant à la Société de biologie, on peut voir qu'il avait fixé le titre du mélange aéro-chloroformé nécessaire pour anesthésier un chien de 10 kilogrammes, à 20 grammes pour 100 litres d'air, proportion qui correspond à 3,90 pour 100 en volume. On sait, en effet, qu'un litre de vapeur de chloroforme à 15° pèse 5 grammes 124 (la densité de vapeur du chloroforme à 15° étant 4,2 et un litre d'air à cette température pesant 1 gr. 22).

Nous avons été conduit tout d'abord à rechercher dans quelles proportions on devait faire varier la dose du mélange suivant la taille des animaux.

Au début de nos expériences, prenant à la lettre un mot de la communication de M. Gréhant, qui avait dit que la dose devait être *proportionnée* au poids des animaux, nous avons voulu faire varier le titre du mélange en raison directe du poids de l'animal en expérience, c'est-à-dire qu'admettant que la proportion de 20 grammes pour 100 litres d'air était capable d'anesthésier un chien de 10 kilogrammes, nous devions donner à un chien de 20 kilogrammes une dose double, à un chien de 5 kilogrammes une dose moitié moindre.

Dans une de nos premières expériences, nous avons fait respirer à un chien pesant 4 kilogr. 500 gr., placé sous une cloche de 30 litres de capacité, un mélange d'air et de chloroforme calculé proportionnellement au volume de la cloche et au poids de l'animal. Nous avions introduit, par suite de ce calcul, 2 gr. 70 de chloroforme sous la cloche. Nous n'avons obtenu, dans cette expérience, qu'une anesthésie incomplète ; le chien, retiré de la cloche au bout de 25 minutes, donna des signes manifestes de sensibilité; il avait cependant dépassé la période d'excitation ; car, après 20 minutes de séjour dans la cloche et après avoir présenté une agitation très-violente, il s'était couché comme endormi. Dans cette expérience, la proportion du mélange était de 10 grammes pour 100 litres d'air et même un peu plus élevée, car nous avions négligé de calculer la diminution produite dans le volume de la cloche par la présence du chien (1).

Dans l'expérience I, faite sur un chien de 20 kilogrammes, nous avons, par suite du même raisonnement, introduit dans la bonbonne 24 grammes de chloroforme au lieu de 12 qu'il aurait fallu pour un chien de 10 kilogrammes.

Le résultat de cette expérience aurait été certainement la mort de l'animal si nous n'étions intervenu. Rapprochée de l'expérience précédente, elle nous démontra qu'en proportionnant directement le titre du mélange au poids des animaux, on arrivait à donner des doses toxiques à ceux dont le poids était supérieur à 10 kilogrammes et des doses insuffisantes aux animaux d'un

(1) Nous indiquons le plus souvent le titre du mélange aéro-chloroformé par le poids du chloroforme livré à l'évaporation dans 100 litres d'air, ce qui est conforme à la façon dont nous composons notre mélange. Snow, MM. Perrin, Lallemand et Duroy, indiquent la composition centésimale en volumes, c'est-à-dire que pour eux le mélange du titre de 5 p. 100 contient 5 vol. de vapeurs pour 95 vol. d'air.

poids inférieur à ce chiffre. Nous aurions pu prévoir le premier de ces résultats par cette considération que MM. Lallemand et Duroy avaient constaté qu'une atmosphère chargée de plus de 4 pour 100 de vapeurs de chloroforme était dangereuse à respirer pour les chiens. Or, 24 grammes de chloroforme livrés à l'évaporation dans 60 litres d'air correspondent à 7,80 pour 100 de vapeurs, ce qui dépasse beaucoup la dose indiquée comme toxique par ces auteurs.

Les résultats de ces expériences nous firent penser que peut-être le poids de l'animal ne devait entrer en ligne de compte que dans une faible mesure et qu'avec un mélange d'air et de chloroforme d'un titre à peu près invariable, on pourrait arriver à produire l'anesthésie chez tous les chiens, quelle que soit leur taille. Nous avons alors recherché les effets d'un mélange d'air et de chloroforme, composé dans les proportions indiquées par M. Gréhant, sur des chiens de différents poids.

Le premier chien auquel nous avons administré le mélange de chloroforme du titre de 3,90 pour 100, était un chien d'arrêt âgé, pesant 30 kilogrammes ; les premiers effets des inhalations furent marqués par des efforts respiratoires nombreux, avec gêne évidente de la respiration ; ces effets se calmèrent bientôt, mais le chien ne devint complètement insensible qu'au bout de 20 minutes. Cette anesthésie était évidemment accompagnée d'asphyxie ; les pupilles étaient dilatées de façon à ce que l'iris était pour ainsi dire invisible. Ayant répété l'expérience le même jour, après avoir laissé au chien le temps de se remettre, nous obtînmes la reproduction des mêmes phénomènes et nous constations l'asphyxie en répétant l'expérience de Bichat; le sang qui sortait de l'artère crurale était noir, et après avoir tourné le robinet de manière à faire respirer l'animal dans l'air pur, nous lui voyons reprendre sa couleur rutilante. (Exp. II.)

Après cet insuccès, nous voulûmes vérifier les résultats obtenus par M. Gréhant, en essayant les effets de doses successives, sur un chien dont le poids ne différait pas beaucoup de 10 kilogrammes.

Avec un mélange d'un titre moitié inférieur, l'animal n'éprouve d'autres effets qu'une légère excitation; il se calme bientôt, mais il donne des signes de sensibilité évidents, traduits par des mouvements très-marqués dans les membres lorsqu'on le pince.

Nous le laissons reposer, et nous lui faisons inhaler un mélange d'un titre peu inférieur à celui donné par M. Gréhant, 10 gr. 50 ou 7 centimètres cubes. Les effets furent assez marqués, l'animal ne sentait plus les pincements énergiques, mais la sensibilité de la conjonctive persistait ; il n'y avait pas de résolution musculaire. Dans une troisième expérience, où nous avons donné la dose complète, nous avons obtenu l'anesthésie absolue avec résolution musculaire, absence de tout mouvement réflexe, même par l'excitation électrique d'un nerf sensitif.

Nous avons encore obtenu cet état d'anesthésie complète, chez le chien de 15 kilogrammes de l'expérience VI, chez le chien de 20 kilogrammes de l'expérience VII, chez le chien de 12 kilogrammes de l'expérience VIII, chez le chien de 13 kilogrammes de l'expérience X, et chez tous ces animaux nous avons toujours employé un mélange d'air et de chloroforme titré d'une façon uniforme, ce qui nous prouve que le poids des animaux n'a pas d'influence sur le titre du mélange aéro-chloroformé capable d'amener une anesthésie complète.

Quelle quantité de chloroforme doit être absorbée pour produire l'anesthésie?

Le résultat que nous venons d'exposer, et qui consiste à produire, avec une même quantité de chloroforme, l'anesthésie chez des chiens de poids différents, variant du simple au double, par exemple, nous a paru dé-montrer qu'il suffisait qu'une minime proportion de chloroforme fût absorbée pour produire l'anesthésie. Cependant, en consultant les auteurs qui ont fait des recherches expérimentales sur le chloroforme, nous n'avons pas trouvé de données suffisantes pour nous permettre de légitimer cette induction.

Snow (*on Anœsthetics*, London, 1858) a cherché à résoudre cette question par le calcul. Il s'est assuré, dit-il, par de nombreuses expériences faites dans des tubes gradués et sur le mercure que le sang à la température du corps est capable d'absorber son propre volume de vapeurs de chloroforme, s'il est en contact avec un milieu saturé de vapeurs.

Il admet, d'après des expériences faites sur des animaux, qu'une atmosphère, contenant une proportion de vapeurs telle qu'à la température du corps, 100° Fahrenheit (377), elle soit à $\frac{1}{28}$ de saturation, produit une anesthésie suffisante pour permettre les opérations. Appliquant ces données à l'homme et évaluant d'après Valentin la quantité totale de sérum contenue dans le corps humain, aussi bien celui qui baigne les éléments que celui qui est contenu dans les vaisseaux, à 11 litres 500 environ de sérum (410 fluid ounces), il suppose que cette quantité de sérum en contact avec une atmosphère à $\frac{1}{28}$ de saturation pourra absorber $\frac{1}{28}$ de son propre volume de chloroforme, c'est-à-dire $\frac{11,500}{28} =$ 415 centimètres cubes de vapeur. Or, 415 centimètres cubes de vapeur pèsent $415 \times 5,124$, poids du litre de vapeur de chloroforme à 15°, ce qui fait 2 gr. 12, chiffre trop élevé, puisque la vapeur de chloroforme est absorbée à une température supérieure à 15° et que son poids diminue quand la température augmente.

Par le même raisonnement, Snow arrive à trouver qu'il suffit à l'homme d'absorber 3 grammes de chloroforme pour que la fonction respiratoire soit abolie.

MM. Lallemand, Perrin et Duroy ont recherché le chloroforme dans le sang et les organes d'animaux tués par cet agent.

Sans entrer dans les détails du procédé qu'ils ont suivi pour ces analyses et qui consiste à décomposer les vapeurs de chloroforme en les faisant passer humides dans un tube chauffé au rouge, nous dirons que le résultat de leurs expériences donne la proportion de chloroforme contenue dans les différents organes. Celle qui est contenue dans le sang étant prise pour unité, le cerveau en contient 3,92, le foie 2,08, les muscles 0,16. Ces chiffres ne sont que des chiffres relatifs; cependant, si nous nous reportons au rapport fait par Lallemand à la Société médicale d'émulation (*Union médicale*, 1855), nous voyons que le précipité fourni par le chloroforme contenu dans le cerveau peut être comparé à celui fourni par 2 gouttes de chloroforme étendues dans 100 gram-

mes d'eau distillée, ce qui correspond à 50 milligrammes, c'est-à-dire à une quantité très-faible.

Le peu de précision des documents propres à résoudre directement cette question nous suggéra l'idée d'en-
treprendre quelques expériences pour tâcher de déterminer approximativement la quantité de chloroforme
contenue dans l'organisme. La difficulté des recherches
chimiques ne nous permettait pas de tenter des analyses
directes, nous songeâmes d'abord à des injections vei-
neuses, mais malgré la précaution que nous avions prise
de les pratiquer loin du cœur, dans la veine crurale,
nous obtînmes les résultats indiqués par tous les auteurs:
la mort presque immédiate avec une lésion particulière
des poumons.

Restait une méthode indirecte, c'était de recueillir le
chloroforme introduit dans l'organisme au moment où
il en est éliminé. On sait que le chloroforme s'élimine
principalement par la voie pulmonaire, bien qu'il s'en
chappe également une faible proportion par la peau,
et peut-être aussi par les reins. Les auteurs ne sont pas
d'accord sur cette dernière voie d'élimination ; on sait
seulement que l'urine, après l'anesthésie, réduit la
liqueur cupro-potassique. En recueillant seulement la
quantité de chloroforme qui s'échappe par les poumons,
nous pouvons donc être assuré d'avoir la plus grande
partie de celle qui était contenue dans l'économie. Pour
mesurer cette quantité, nous avons essayé d'employer
les réactifs physiologiques les seuls dont nous puissions
disposer.

Nous avons pensé qu'en recueillant l'air expiré par
un chien chloroformé et en cherchant avec lui à produire l'anesthésie chez une grenouille, animal qui est,

comme on le sait, très-sensible à l'action des anesthésiques, nous pourrions obtenir des résultats au moins
approximatifs.

Les deux expériences IX et X montrent comment nous
avons tâché de réaliser cette analyse physiologique.

Dans les deux cas, nous avons obtenu deux résultats
négatifs ; mais nous devons dire que, dans le premier,
le chien sur lequel nous avions opéré était très-petit et
que nous avons recueilli l'air expiré pendant longtemps,
ce qui évidemment diminuait dans le mélange la proportion de chloroforme. Dans la seconde expérience,
nous avons recueilli l'air expiré pendant cinq minutes
seulement ; c'est à peu près le temps pendant lequel on
peut percevoir dans l'air expiré l'odeur du chloroforme,
et par conséquent celui pendant lequel se fait l'élimination la plus active. De plus, le chien était de plus
forte taille. L'absence de phénomènes anesthésiques
chez la grenouille placée dans ce mélange, montre que
le titre en était extrêmement faible. Nous nous sommes
assurés par des expériences faites comparativement
sur plusieurs grenouilles prises dans les mêmes conditions que 10 à 12 gouttes de chloroforme (25 à 30 centigrammes) livrées à l'évaporation dans un bocal d'une
capacité de 4 litres et demi suffisait pour produire chez
ces batraciens une anesthésie poussée jusqu'à l'arrêt de
la respiration (6,66 au lieu de 20 grammes dans 100 litres
d'air, c'est-à-dire 3 fois moins que pour un chien).

Il résulte des considérations précédentes qu'on peut
dire avec beaucoup de probabilité qu'il suffit qu'une
très-petite quantité de chloroforme pénètre dans l'organisme pour que l'anesthésie se produise. C'est une analogie que le chloroforme présente avec la plupart des

poisons : on sait, en effet, qu'il est impossible de déceler dans le sang la présence de la strychnine et qu'il est impossible d'empoisonner un chien en lui pratiquant la transfusion du sang d'un animal de même espèce empoisonné par la strychnine (voir comptes-rendus de la Société de Biologie 1869, page 309-310, discussion à propos d'une communication de M. Jolyet, observations de M. Vulpian).

S'il est vrai qu'une très-petite quantité de chloroforme peut produire l'anesthésie; le sang, d'après les expériences de Snow, étant capable d'absorber une grande quantité de vapeurs, on voit combien il serait utile de pouvoir limiter cette absorption afin d'éviter 'introduction d'emblée de quantités toxiques.

Quelle est la dose nécessaire pour produire l'anesthésie quand le chloroforme est associé avec la morphine?

Après avoir etabli qu'un mélange d'air et de chloroforme, dans les proportions de 20 grammes de chloroforme pour 100 litres d'air, est capable de produire l'anesthésie complète chez les chiens adultes, il nous a paru intéressant de rechercher dans quelles proportions il fallait réduire cette dose quand on avait administré préalablement la morphine.

Avant d'aborder le détail des expériences que nous avons entreprises dans ce sens, nous allons exposer sommairement les principes de cette nouvelle méthode d'anesthésie et les applications qui en ont déjà été faites.

La méthode d'anesthésie par l'emploi combiné du chloroforme et de la morphine, méthode qu'on a dési-

gnée sous le nom d'anesthésie mixte, a été découverte
en 1864, par M. Claude Bernard (1).

Ayant fait à un chien qui venait d'être soumis aux
inhalations de chloroforme une injection sous-cutanée
de chlorhydrate de morphine, il vit, sous l'influence de
l'alcaloïde, le chien retomber après quelques instants
dans l'insensibilité primitive. La même année, un chirurgien de Munich, Nusbaum, dans une opération très-
longue et très-douloureuse, put constater les mêmes
phénomènes ; craignant de pousser trop loin l'action du
chloroforme auquel son malade était soumis depuis plus
d'une heure, il eut recours à une injection hypoder-
mique de morphine ; l'insensibilité se prolongea assez
longtemps pour qu'il pût achever son opération.

M. Claude Bernard eut l'idée de renverser l'expérience
et d'administrer la morphine avant le chloroforme.
Ayant donné du chloroforme à un animal morphiné à
l'avance, il constata que l'insensibilité était bien plus
vite atteinte et qu'une moindre dose de chloroforme
était nécessaire. Aussi proposa-t-il cette nouvelle méthode d'anesthésie qui ne tarda pas à être appliquée par
les chirurgiens.

En 1872, MM. Labbé et Goujon communiquèrent à
l'Académie des sciences quatre observations d'anesthésie
mixte qu'ils terminèrent par les conclusions suivantes :
« 1° On peut obtenir chez l'homme, comme l'a montré
M. Claude Bernard pour les animaux, l'anesthésie bien
plus rapidement en combinant l'action du chloroforme
et de la morphine ; 2° cette anesthésie est de plus longue
durée et peut se prolonger très-longtemps avec de fai-

(1) Cl. Bernard. Leçons sur les anesthésiques et sur l'asphyxie,
p. 224 et s.

bles doses de chloroforme, et par ce fait les risques d'accidents mortels se trouvent considérablement diminués.

Peu de temps après M. Guibert, de Saint-Brieuc,
fit connaître à l'Académie des sciences le résultat des
tentatives qu'il avait faites dans le même sens. « J'ai
obtenu, dit-il, deux degrés d'action du chloroforme chez
le sujet préalablement soumis à l'influence de la morphine : 1° l'analgésie, 2° l'anesthésie.

« 1° *Analgésie*. — Le sujet ayant subi une injection hy-
podermique de 1 à 2 centigrammes de chlorhydrate de
morphine, le premier effet des inhalations de chloroforme, employé suivant la méthode ordinaire, est de
produire un état d'analgésie avec conservation de l'intelligence, des sens et du mouvement volontaire. Cet
état suffit dans la pratique des accouchements et les
opérations de petite chirurgie pour émousser notablement la sensibilité à la douleur.

2° *Anesthésie*. — Quand on prolonge suffisamment e
sans interruption les inhalations de chloroforme, o n
obtient le sommeil avec anesthésie et résolution des
membres. »

Enfin, Rigaud et Sarrazin ont également associé la
morphine et le chloroforme dans de nombreuses opérations pratiquées dans les hôpitaux de Strasbourg. M. le
docteur Grosjean, qui a publié leurs observations (Leçons
de M. Claude Bernard sur les anesthésiques et l'asphyxie), en tire les conclusions suivantes : « 1° la morphine
doit être injectée à faible dose, 1 centigramme, et au
moins trente à quarante minutes avant les inhalations
de chloroforme ; 2° l'anesthésie mixte est utile dans les
cas où l'anesthésie doit durer longtemps ; 3° à la suite

des opérations avec anesthésie mixte, il y a moins de malaise et un repos avantageux pour les résultats opératoires, ce qui peut empêcher bien des accidents consécutifs aux traumatismes chirurgicaux. »

Malgré ces résultats qui témoignent en faveur de cette méthode, elle ne s'est pas généralisée et on lui a adressé de vives critiques. Demarquay, expérimentant sur des animaux, constata un abaissement très-marqué de la température pouvant aller jusqu'à 4°, et il en conclut que de semblables chutes thermométriques doivent être très-dangereuses pour le malade et occasionner de fréquents accidents (1).

Un chirurgien militaire, M. le Dr Poncet, employa l'anesthésie mixte pendant le siége de Strasbourg, mais il y renonça bientôt, trouvant que la morphine augmentait encore l'état de stupeur qui suit les blessures de guerre (2).

On voit donc que la question de l'utilité de l'anesthésie mixte est encore à l'étude.

M. Claude Bernard a cherché à donner la théorie de l'action combinée du chloroforme et de la morphine; pour lui, cette action résulte de ce que deux agents agissent sur un même système, le système nerveux central, et qu'il y a superposition de leurs effets relativement à l'abolition de la sensibilité. On sait, en effet, que la morphine entre autres propriétés, jouit de celle d'émousser la sensibilité sans l'éteindre complètement, et c'est cette action bien connue qui l'avait fait employer comme moyen de diminuer la douleur dans

(1) Gaz. des hôp., 1872.
(2) Lettre adressée à la Gaz. hebdomadaire de méd. et de chir., 1872.

les opérations, longtemps avant la découverte des agents anesthésiques.

Dans le mode d'anesthésie proposé par M. Claude Bernard, le chloroforme, venant à agir sur un système nerveux déjà modifié par la morphine, l'anesthésie se produit plus facilement et une moindre dose de chloroforme est nécessaire. C'est à préciser cette dose que nous nous sommes appliqué dans les expériences suivantes.

EXPÉRIENCE XI. — 5 mai. Chien adulte, bien portant, pesant 9 k. 500 gr.

A 1 h. 35', on lui fait, sous la peau de l'aisselle, une injection de 6 centigrammes de chlorhydrate de morphine. Quelques minutes après cette injection, l'animal vomit, puis se couche dans un coin et paraît stupéfié par le narcotique ; cependant, quand on s'approche de lui, il se dresse sur ses pattes et s'enfuit.

On pratique la trachéotomie; on fixe une canule dans la trachée; pendant l'opération, l'animal a donné des signes évidents de sensibilité à la douleur. Ses pupilles sont très-contractées.

A 2 h. 15', on le force à respirer dans la bonbonne dans laquelle on a versé 3 grammes de chloroforme (2 cc.). L'animal n'éprouve aucune espèce d'agitation ; ses pupilles ne varient pas, mais la sensibilité ne paraît pas avoir diminué, et au bout de vingt-cinq minutes, on enlève le tube trachéal pour interrompre l'inhalation du chloroforme.

A 3 h. 10, on force l'animal à respirer dans la bonbonne contenant une quantité double de chloroforme. Pas d'agitation ; les pupilles, qui sont toujours contractées, ne varient pas sensiblement.

A 3 h. 25, le pincement des orteils ne provoque, chez l'animal, que quelques mouvements réflexes ; il est sensible à l'attouchement de la cornée; la pupille, toujours contractée, se dilate quand on pince l'animal ; même état à 3 h. 40. On cesse le chloroforme.

A 4 heures, on injecte à l'animal 2 centigrammes de chlorhydrate de morphine. A 4 h. 23, on le force à respirer dans la bonbonne contenant 9 grammes de chloroforme. Un quart d'heure après, on interroge sa sensibilité : pas le moindre mouvement réflexe par le pincement, sinon que la pupille se dilate notablement l'attouchement de la cornée n'est pas senti. On découvre le nerf crural, l'opération ne provoque aucune réaction de la part de l'animal; on excite ce nerf en le serrant entre les mors d'une pince, puis, par un courant faible (la bobine induite ne recouvrant pas la bobine inductrice) : dans les deux cas, on obtient une dilatation de la pupille; pendant l'excitation électrique, les mouvements respiratoires ont augmenté de fréquence, la résolution musculaire est complète.

A 5 h. 7', heure à laquelle on cesse l'expérience, la galvanisation du nerf crural produisait toujours la dilatation très-marquée de la pupille et augmentait le nombre des respirations.

EXPÉRIENCE XII. — 7 mai. Chien adulte, bien portant, du poids de 11 kilogrammes.

A 2 heures, on lui fait, sous la peau du dos, une injection de 8 centigrammes de chlorhydrate de morphine.

A 2 h. 25, on le trouve dans un état de somnolence sans excitabilité bien marquée; l'animal n'a pas vomi.

A 2 h. 35, on le force à respirer, au moyen d'un tube trachéal, dans la bonbonne contenant 9 grammes de chloroforme. Après sept ou huit minutes d'inhalations, pendant lesquelles on n'a remarqué ni agitation, ni dilatation des pupilles, on interroge sa sensibilité : aucune réaction quand on lui pince très-fortement les orteils, si ce n'est une dilatation manifeste de la pupille. La résolution musculaire est complète.

A 2 h. 45, on met à nu le nerf crural qu'on lie et qu'on coupe; ces manœuvres donnent lieu à une augmentation de fréquence de la respiration et à une dilatation de la pupille; ces phénomènes sont encore plus nets lorsqu'on galvanise le bout central du nerf crural avec un courant faible (la bobine induite ne recouvrant pas la bobine inductrice).

A 3 heures, même degré d'anesthésie, l'attouchement de la cornée ne produit pas de clignement.

A 4 h. 15', l'animal est dans le même état de somnolence; on le force à respirer dans la bonbonne contenant 12 grammes de chloroforme (8 cc.); il est complètement insensible à l'œil.

A 4 h. 22', la galvanisation du bout central du nerf crural (courant maximum) ne fait pas dilater sa pupille, qui est punctiforme; les mouvements respiratoires n'augmentent pas de fréquence non plus par l'excitation électrique.

A 4 h. 35', mêmes phénomènes; on cesse le chloroforme.

On interroge la sensibilité de l'animal, par la galvanisation du nerf crural, toutes les cinq minutes.

Rien à 4 h. 40 ni à 4 h. 45.

A 4 h. 50, la dilatation pupillaire est obtenue.

A 5 heures, il est encore insensible à l'œil, ainsi qu'au pincement; la sensibilité reparaît dix minutes plus tard.

Expérience XIII. — 10 mai. Chien adulte de 9 kil. 500 gr., le même que dans l'expérience XI.

On lui injecte sous la peau des flancs 6 centigrammes de morphine, à 2 h. 3; à 2 h. 1|2 on le trouve somnolent, mais très-excitable au bruit; vomissement, défécation.

On le force à respirer dans la bonbonne contenant 10 gr. 50 c. de chloroforme (7 cc.) à 2 h. 45; l'animal, qui a les pupilles très-contractées et mobiles sous l'influence de la lumière, ne présente pas la moindre agitation; à 2 h. 52, en le pinçant fortement aux orteils, on n'obtient pas de mouvements réflexes, l'attouchement de la cornée ne donne pas lieu au clignement. On découvre le nerf crural, et en le serrant entre les mors d'une pince avant de le lier et de le couper, on fait dilater la pupille. La galvanisation avec un courant faible du bout central de ce nerf produit une dilatation plus marquée, ainsi qu'une augmentation de fréquence des mouvements respiratoires; à 3 h. 1|4, on peut constater encore les mêmes phénomènes et on cesse le chloroforme.

A 4 h. nouvelle injection de 2 centigrammes de chlorhydrate de mor phine; à 4 h. 20, l'animal étant sensible quoique engourdi on le force à respirer dans la bonbonne contenant 12 grammes de chloroforme (8 cc.)

A 4 h. 27, il est insensible à l'œil et au pincement, mais la galvanisation du nerf crural fait encore dilater la pupille; à 4 h. 32, ce mouvement réflexe a disparu, même en employant le courant maximum.

A 5 h. l'animal présente encore le même degré d'anesthésie. On cesse le chloroforme; au bout de 5 minutes, la pupille se dilate par l'électrisation du nerf; l'animal ne devient sensible à l'œil et au pincement qu'à 5 h. 1|4.

Expérience XIV. — 19 juin. Chienne adulte du poids de 12 kil.

A 7 h. 50 du matin, un peu de temps après qu'elle a eu pris son repas, on lui fait sous la peau de l'aisselle une injection de 8 centigrammes de chlorhydrate de morphine. Vomissement, défécation;

au bout de 20 minutes, on la trouve couchée dans un coin, somnolente ; cependant elle tressaille et se lève quand on va pour la prendre.

On lui met la trachée à découvert, et on voit qu'elle est un peu sensible à la douleur produite par l'opération. La pupille est contractée et se dilate lorsqu'on pince l'animal aussi bien que par l'action de la lumière.

A 8 h. 20 on la force à respirer dans la bonbonne contenant 7 g. 50 de chloroforme. L'animal ne fait aucun mouvement, et au bout de 5 à 6 minutes ne paraît pas sentir le pincement des orteils ; mais la sensibilité à l'œil n'est pas abolie. La résolution musculaire ne devient complète qu'à 8 h. 30 ; à ce moment les paupières ne réagissent pas quand on touche la cornée ; la pupille se dilate un peu quand on pince les orteils. On découvre la carotide droite dans laquelle on introduit une canule, et on la met en communication avec un hémo-dynamomètre à mercure. A 8 h. 40, on enregistre les pulsations sur le cylindre de M. Marey, et on galvanise le bout central du nerf crural pour voir l'effet de son excitation sur la circulation ; on prend successivement deux tracés. L'examen de ces tracés montre que l'amplitude des pulsations a manifestement diminué, en même temps que le nombre des battements a augmenté de près du double ; la pression artérielle a monté légèrement, l'excitation du nerf a aussi fait dilater la pupille. Cette dilatation est cependant peu accusée et n'est pas comparable à celle qu'on obtient quelques minutes après par la galvanisation du nerf vague. A 9 heures, on prend un tracé de la respiration au moyen d'un polygraphe mis en communication avec la bonbonne dans laquelle respire l'animal ; on excite le nerf crural pendant que la respiration s'inscrit sur le cylindre, et on voit que le nombre des respirations a augmenté dans une très-faible mesure ; la forme générale des inspirations et des expirations ne paraît pas avoir changé. On cesse le chloroforme. — L'animal ne redevient sensible qu'après 20 minutes.

A 9 h. 50, on injecte par la veine crurale 2 gr. de chloroforme ; l'injection est faite avec lenteur. Une minute ne s'est pas écoulée que la respiration s'arrête ; l'aiguille qui indique les oscillations de l'hémodynamomètre s'arrête à peu près au même moment.

A l'autopsie, faite presque immédiatement après la mort, on trouve les deux ventricules contenant une certaine quantité de sang ; le ventricule droit est plus distendu, et le sang qu'il contient ne paraît pas différent comme couleur de celui du ventricule gauche. On trouve dans la veine cave inférieure un caillot mou qui laisse le calibre de cette veine en partie perméable. Les poumons présentent de nombreuses ecchymoses à leur surface et dans l'épaisseur de leur parenchyme.

Expérience XV. — 21 juin. Chien métis à longs poils, adulte, du poids de 12 kilog.

On lui fait à 8 h. 25 du matin une injection de 8 centigrammes de chlorhydrate de morphine. L'animal n'a pas mangé le matin. Un quart d'heure après l'injection, il présente l'excitation particulière due à la morphine, mais bien plus marquée que nous ne l'avions observée dans les expériences précédentes ; il tressaille et s'enfuit au moindre bruit.

On pratique la trachéotomie. L'animal paraît ressentir assez vivement la douleur de l'opération ; sa pupille est contractée, mais très-mobile sous l'influence de la lumière.

A 9 heures, on le force à respirer dans la bonbonne contenant 7 gr. 50 de chloroforme. L'animal n'éprouve aucune espèce d'agitation ; la pupille s'est peut-être [un peu dilatée. A 9 h. 20, il paraît peu sensible au pincement des orteils, bien que cependant on puisse constater quelques mouvements réflexes ; pas de résolution musculaire. On ajoute 1 gr. 50 de chloroforme dans la bonbonne. A 9 h. 25, résolution musculaire, insensibilité à l'attouchement de la cornée. La recherche du nerf crural, sa ligature, sa section, et la galvanisation de son bout central ne donnent pas lieu à des mouvements réflexes dans les membres ; mais la pupille, examinée au moment de l'excitation électrique, se dilate manifestement en même temps que les mouvements respiratoires augmentent de fréquence.

A 9 h. 35, on prend un tracé des pulsations de l'artère fémorale au moyen de l'hémodynamomètre inscrivant ces pulsations sur le cylindre enregistreur. On galvanise le bout central du nerf crural, pendant que les pulsations s'enregistrent sur le cylindre ; les mouvements respiratoires sont inscrits en même temps au moyen du pneumographe. Sur les tracés obtenus, on voit qu'au moment de l'excitation du nerf, la respiration a beaucoup augmenté de fréquence ; le tracé artériel montre un peu d'augmentation de la pression et un changement dans la forme des oscillations ; leur nombre est sensiblement le même. Sur des tracés pris 10 minutes après, on constate les mêmes phénomènes et de plus la dilatation pupillaire. On cesse le chloroforme.

A 10 h. 15, on injecte lentement 2 grammes de chloroforme par une piqûre faite à la veine crurale ; la respiration et le pouls fémoral s'inscrivent sur le cylindre qu'on met en mouvement aussitôt après l'injection. L'examen des tracés montre que la respiration s'est tout d'abord excessivement ralentie (il n'y a que deux respirations d'inscrites à de longs intervalles) puis tout à fait supprimée. Quant aux pulsations artérielles, elles continuent à s'inscrire encore pendant à peu près 2 minutes après la suspension de la respiration ; mais la pression a diminué peu à peu et est presque tombée à zéro lorsque l'aiguille du manomètre cesse d'osciller. On ouvre la canule placée dans l'artère, et il en sort pendant une minute à peu près du sang noir par saccades excessivement faibles.

A l'autopsie, on trouve les lésions habituelles.

Un premier fait nous paraît ressortir de ces expériences, c'est que, pour obtenir l'anesthésie complète avec extinction de toutes les actions réflexes, il nous a fallu employer, dans le mélange aéro-chloroformé, la dose que nous avons reconnue nécessaire pour produire le même degré d'anesthésie avec le chloroforme seul. Un second fait, c'est qu'avec une dose moindre, mais pas beaucoup inférieure, il est possible d'obtenir l'insensibilité complète, même l'insensibilité à l'attouchement de la cornée ; seulement, les centres nerveux n'avaient pas perdu, avec cette dose moindre, leur pouvoir réflexe. Il était possible, par des excitations de diverses natures, et surtout par l'excitation galvanique des nerfs sensitifs, de provoquer la dilatation pupillaire et l'accélération des battements du cœur et des mouvements respiratoires.

On aurait pu prévoir ce résultat d'après la connaissance des effets physiologiques de la morphine. On sait, en effet, que la morphine, probablement par une action sur les centres nerveux, émousse la sensibilité et diminue les actions réflexes, bien qu'elle détermine chez les animaux, et surtout chez les animaux inférieurs, tels que la grenouille, une excitabilité particulière très-remarquable. Cette diminution des actions réflexes sur les mouvements volontaires des membres n'a pas lieu, d'après M. Claude Bernard, pour les mouvements réflexes du cœur et de la pupille. Il cite une expérience à l'appui de son opinion : « Chez un chien, narcotisé par une forte dose de morphine, la pupille contractée se dilate beaucoup si on réveille le chien, ou si seulement on le pince ; en même temps le cœur, dont les pulsations étaient tombées à 48 par minute, se relève, et les pulsations montent jusqu'à 60. »

La morphine agissant sur les centres nerveux dans le même sens que le chloroforme, puisqu'elle émousse la sensibilité et diminue les actions réflexes qui se font par les muscles de la vie de relation, une moindre dose de chloroforme est nécessaire pour agir sur des centres nerveux déjà modifiés par la morphine. Comme la morphine ne modère pas le pouvoir réflexe de l'appareil nerveux, par rapport aux réactions qui se font par le grand sympathique et les autres nerfs qui président aux fonctions de la vie organique, il n'est pas étonnant qu'il faille employer, pour abolir ces actions réflexes, une dose de chloroforme aussi considérable que si on n'avait pas donné de morphine.

Un autre fait que nous avons constaté dans nos expériences, c'est l'absence de toute excitation quand on donnait à respirer aux chiens le mélange aéro-chloroformé. Dans les expériences rapportées dans les pages précédentes, nous obtenions toujours, dans les premières minutes, une certaine agitation, bien que cette agitation fût moins forte que celle qu'on observe quand on administre le chloroforme par les orifices des voies respiratoires et non par la trachée, comme nous l'avons pratiqué.

Pouvons-nous déduire de ces expériences une conclusion favorable ou non à la méthode d'anesthésie mixte?

Nous ne le pensons pas, et, d'ailleurs, le petit nombre de nos expériences nous le défend.

Nous dirons néanmoins que cette persistance du pouvoir excito-moteur des centres nerveux, par rapport aux actions réflexes de la vie organique, alors que la sensibilité est déjà entièrement abolie, nous paraît présenter quelques dangers. Les chirurgiens, et en particulier M. Maurice Perrin, ont, en effet, insisté sur l'importance de ne commencer les opérations que lorsqu'on a déterminé l'insensibilité avec résolution musculaire, pour éviter que l'action de l'instrument ne détermine une syncope. Or, dans l'anesthésie chloroformique simple, quand la résolution musculaire est arrivée, le pouvoir réflexe des centres nerveux est complètement aboli.

La considération cependant que, dans l'anesthésie mixte, la période d'excitation est diminuée et quelquefois tout à fait supprimée, ce qui restreint les dangers de cette période, nous paraîtrait devoir balancer les inconvénients que nous venons d'indiquer.

CONCLUSIONS.

Nous croyons pouvoir résumer notre travail par les conclusions suivantes :

1° L'administration du chloroforme dans un espace clos est le seul procédé qui permette de doser exactement cet agent anesthésique, et par suite d'étudier son action avec des doses déterminées.

2° Le dosage s'obtient, dans ce procédé, par le mélange d'une quantité connue de chloroforme avec un volume donné d'air, mélange dont on peut faire varier le titre à volonté, et qui rentre par conséquent dans la catégorie des mélanges titrés, dont l'usage est si fréquent en thérapeutique.

3° Le titre du mélange aéro-chloroformé capable de produire l'anesthésie complète chez les chiens est de 20 grammes de chloroforme pour 100 litres d'air, ou de 3,90 p. 100 en volume. C'est celui qui a été indiqué par M. Gréhant pour un chien de 10 kilogrammes.

4° Le titre 3,90 p. 100 produit l'anesthésie complète chez les chiens adultes, quelque soit leur poids ; les titres inférieurs produisent une anesthésie incomplète. Le titre du mélange propre à produire l'anesthésie complète chez le chien est donc à peu près invariable.

5° D'après des expériences de Snow, le titre du mélange aéro-chloroformé nécessaire pour produire l'anesthésie varie avec l'espèce d'animal en expérience ; ainsi, chez les petits animaux, rats, cobayes, etc., il n'est que de 2 p. 100 ; avec le titre 3 p. 100, on obtient l'arrêt de la respiration.

6° Il serait donc utile de déterminer quel est le titre du mélange qui convient pour produire l'anesthésie chez l'homme ; il nous a paru que, chez les animaux, on pouvait, une fois le titre connu, pratiquer l'anesthésie avec autant de sécurité que lorsqu'on emploie un médicament parfaitement dosé.

7° On peut, avec une moindre dose de chloroforme, obtenir l'anesthésie quand on a administré préalablement la morphine ; seulement l'anesthésie ainsi produite est bornée à l'insensibilité complète et à la résolution musculaire ; les centres nerveux conservent une partie de leur pouvoir réflexe puisqu'en excitant les nerfs sensitifs on agit par action réflexe sur la pupille, le cœur et les muscles respiratoires. Pour éteindre ces actions réflexes, il faut employer la même dose que lorsque le chloroforme est administré seul.

Paris. A. Parent, imprimeur de la Faculté de Médecine, rue M^r-le-Prince, 31.

9 782016 129425